静山社文庫

40代からはじめるボケない生活術

「認知予備力」を強くする習慣38

奥村 歩

はじめに

私は、「脳の健康を守る」ことを職業にしている脳神経外科医です。

認知症・脳卒中《のうそっちゅう》・うつ病など、脳の病気はすべて「ボケ」の原因となります。脳の病気と闘う最大の原則は、「予防に勝《まさ》る治療なし」なのです。

本当に「ボケ」は予防できるのでしょうか？

答えは「イエス」。今では「ボケ」は生活習慣病と考えられていますから、生活を変えれば未然に防ぐことができます。

では、いったい「ボケ」とはどういう状態のことをいうのでしょう？

「ボケ」とは、単なる「年のせい」ではなく、最初に述べたような病気の結果として、その人らしからぬ的外れな言動がみられる状態をいいます。

ですから、「俳優の名前が出てこない」とか「買い物をし忘れた」といった程度のことは、本当の「ボケ」ではありません。「ど忘れ」です。ただ、40歳ごろからはじまる「ど忘れ」や心身の不調を放置すると、印象的なことや大切なことも記憶に残らない「もの忘れ」になり、「こんなことを私が言うわけがない！」「魔が差しただけだ！」といった言動が増え、「ボケ」がはじまるのです。

皆さんの脳を守り、「ボケ」を防いでくれるのは、医者でも薬でもなく、みなさんご自身の生活習慣です。ちょっとした生活習慣の改善によって、私たちの脳は見違えるほど健康になります。

そのため、私は「もの忘れ外来」という診療に、特に力を入れています。

「もの忘れ外来」とは、「ボケ」が「もの忘れ」という前兆ではじまることが多いことから名づけられた専門医療です。

「もの忘れ外来」の目的は、ボケの予防と、ボケの原因となる病気の早期診断・治療です。ボケて困っていた方が、「もの忘れ外来」の受診を機に生活習慣を改善し、回復する例は数多くあります。さらに、「若いころより、人生が豊かになった」と感謝していただけた時には、医者冥利《みょうり》につきます。

しかし、「もの忘れ外来」では、病気だけでなく「人」を診ることが重要なので、朝から夜までぶっ通しで診療をしても、1日100名が限界です。

そして、超高齢社会を迎えた日本。私がいくら気負っても、認知症・脳卒中・うつ病にかかる方は増え続け、「ボケ」は社会問題となっています。

そのうえ「ボケ」に怯《おび》える世の中では、「計算ドリルをやればボケない」「このサプリメントはボケに効く」などという誤った情報を含めて、憶測に基づいた「ボケ予防法」が広まっている。悔《くや》しい限りです。

これは「脳の健康を守る」専門医の立場としてなんとかしなくてはいけない。

そこで、私には「もの忘れ外来」で連日、患者さんにお話ししているエビデンス（科学的根拠）があるのだから、実用的な「ボケない技術」を具体的に、わかりやすく、ひとりでも多くの方にお伝えできるのではないか。

そう思ったのが本書を書くことを決めた理由です。

最近の医学的知見から、「ボケ予防」の本道は生活習慣のあり方に潜《ひそ》んでいることがわかってきました。しかも、人生の分岐点である40代からのライフスタイルが、生涯の「ボケ予防」の正念場であることも明らかになってきました。

アルツハイマー型認知症の原因となる老人斑《ろうじんはん》（アミロイドベータ）が脳内に溜《た》ま

りはじめるのも40代から。「ボケ」に関係する高血圧・糖尿病・脳卒中《のうそっちゅう》が多くなりはじめるのも、このころからです。

また、40代の時点での肥満・メタボや学習習慣が、その後の熟年期に「ボケ」るかどうかに関係しているという、身も凍《こお》るようなデータが発表されています。

つまり、「ボケないで健康長寿」を達成するには、「40代からの生活習慣を見つめ直すこと」が最も重要なのです。

「ボケる」か「ボケない」かは、実はほんの少しの「生活習慣の差」で決まってきます。エビデンスに基づいた、ちょっとした生活習慣のコツを40代から身につけることで、生涯「ボケ」にならない「認知予備力（cognitive reserve）」をつくり上げることができるのです。

●目次

第2章　「ボケ予防」に効く20の習慣

第3章 「ボケ予防」に効かない18の習慣

第4章 「認知予備力」を強くすればボケは防げる

第5章 「もの忘れ外来」Q&A

40代からはじめるボケない生活術

「認知予備力」を強くする習慣38

第1章　「ボケ」の危険度診断

●生活習慣に潜《ひそ》む「ボケ」の原因

「ボケとは生まれ持った宿命で決まっている老化現象だ」

「ボケは私たちの生き方とは無関係である」

こうした考え方が、少し前までは常識でした。

ところが、「ボケ」の原因となる三大病――認知症・脳卒中《のうそっちゅう》・うつ病――は、老化や遺伝のせいではなく、生活習慣と深くかかわっていることが、世界的な医学研究によって明らかになってきたのです（詳しくは第4章で紹介）。

つまり、**「ボケとは生活習慣病である」**といえるわけです。

さらに、脳科学の研究が進むにつれ、**「ボケ」に対抗する「認知予備力」**の存在が明らかになってきました。

この「認知予備力」とは、また後ほど詳しく説明しますが、年齢とともに消滅していく脳細胞の数に関係なく、細胞同士が「手をつなぐ力」のことで、毎日の生活の中で鍛《きた》えて強くすることができるのです。

この脳細胞同士がつながる力、「認知予備力」の差こそが、将来の「ボケる」「ボケない」を大きく左右することがわかってきたのです。

ではまず、「認知予備力」に特に密接に関係している6つの生活習慣について、ご自身で診断してみてください。みなさんの現在の生き方が「認知予備力」を弱めている可能性がないかどうか、調べさせてください。

①余暇《よか》の過ごし方
②食生活
③考え方
④社交性
⑤医者のかかり方
⑥「ど忘れ」か「病気」か

それぞれの質問に対して答えが「イエス」なら□欄にチェック（✔）を入れて、合計数によって「ボケ危険度診断」で評価してみてください。

自己診断　①余暇の過ごし方

□ 朝はできれば遅くまで寝ていたい
□ 休みの日はパジャマのままかスウェットでいる
□ 体を動かすのは嫌いなほうだ
□「趣味は？」と聞かれると「仕事です」と答える
□ 中高年になってはじめた趣味はない
□ 映画を観るなら映画館より自宅でDVD
□ 最近、パソコン以外で文章を書いたことがない
□ 人とする囲碁や麻雀より、ひとりでするパズルが好きだ
□ 音楽や美術は腹の足しにならないと思っている
□ 徒歩よりタクシー、階段よりエレベーターを使う
□ 近所の公園の、今の季節の花や鳥の名前がわからない
□ 電話よりもメールのほうが好きだ
□ ゴルフには会社関係の人と行く
□ 本屋ではいつも同じコーナーにしか行かない
□ 外国旅行はパックツアーでしか行かない

ボケ危険度診断（チェックの入った数）

0～5　　安全ゾーン
6～10　 中間ゾーン
11～　　危険ゾーン

★危険ゾーンと中間ゾーンだった人は、余暇の過ごし方を見直す必要があります。☞ 24ページへ

自己診断 ②食生活

□ いつもお腹一杯食べないと満足しない
□ もったいないのでどんな料理でも残さず食べる
□ 旅先などで見慣れない珍しい料理は食べない
□ さばやあじなどの青魚が嫌いだ
□ 肉はほとんど食べない
□ マーガリンや植物性油は体によいと思っている
□ カレーは本場インド風味より和風味が好きだ
□ 塩辛いものを好む
□ 野菜を食べない
□ 果物よりお菓子のほうが好きだ
□ サプリメントが好きだ
□ 伝統的な和食が好きだ
□ 乳製品（牛乳やチーズ）はほとんど食べない
□ 赤ワインよりウィスキーのほうが好きだ
□ タバコが好きだ

ボケ危険度診断（チェックの入った数）
0～5　安全ゾーン
6～10　中間ゾーン
11～　危険ゾーン
★危険ゾーンと中間ゾーンだった人は、食生活を見直す必要があります。☞ 29ページへ

自己診断 ③考え方

□ 家事や仕事は仕方なしにこなしている
□ 几帳面《きちょうめん》だ
□ 白黒はっきりしないことは気に入らない
□ 自分の思うようにならないとイライラする
□ 思い込みが激しいほうだ
□ 残業は美徳だと思っている
□ 周りで不都合が生じると自分の責任だと思ってしまう
□ 物事の好き嫌いがはっきりしている
□ どちらかというと悲観的だ
□ 野心的で精力的、仕事熱心でせっかちな性格だ
□ 頭が固いほうだ
□ 脳トレ本や計算ドリルで「ボケ予防」ができると思う
□ 昼休みに居眠りなんてしてはいけない
□ 自分の将来が不安だ
□ ボケるのが怖い

●ボケ危険度診断

0～5　　安全ゾーン
6～10　中間ゾーン
11～　　危険ゾーン

★危険ゾーンと中間ゾーンだった人は、考え方を見直す必要があります。☞ 34ページへ

自己診断 ④社交性

- □ 仕事のストレスが多い
- □ ここのところ家族か会社の同僚としか話していない
- □ 夕食をひとりで食べる時は、外食より自宅だ
- □ 長い間、子どもと話していない
- □ 人の好き嫌いがはっきりしている
- □ 酒はひとりで飲むのが好きだ
- □ 自分を裏切った人間はいつまでも許さない
- □ 異性が嫌いだ
- □ 人前に出るのが苦痛だ
- □ 最近、人と話して笑ったことがない
- □ 最近、好きな異性がいない
- □ 町内の人とは挨拶《あいさつ》する以外は話さない
- □ わが家に限って離婚はあり得ないと考えている
- □ 外国人が怖い
- □ 同窓会には出ない

●ボケ危険度診断

0～5　安全ゾーン

6～10　中間ゾーン

11～　危険ゾーン

★危険ゾーンと中間ゾーンだった人は、社交性を見直す必要があります。☞ 37ページへ

自己判断 ⑤医者のかかり方

- □ ホームドクター（かかりつけ医）を持っていない
- □ 健康診断を受けていない
- □ 健康診断で異状を指摘されても放置する
- □ 30分以上歩くのは無理だ
- □ 肥満である（BMI〈肥満度指数〉が25以上）
  BMI ＝ 体重（kg）÷（身長〈m〉×身長〈m〉）
- □ 骨密度が低い
- □ タバコを吸っている
- □ 歯が悪い
- □ 頭部打撲で意識を失ったことがある
- □ 高血圧がある（収縮期血圧130mm Hg以上）
- □ 糖尿病がある（空腹時血糖値110mg／dl以上）
- □ アルコール依存症である
- □ 医者に軽い脳梗塞があると言われたことがある
- □ 腰痛や膝痛がある

ボケ危険度診断

0～5　安全ゾーン
6～10　中間ゾーン
11～　危険ゾーン
★危険ゾーンと中間ゾーンだった人は、医者にかかる必要があります。☞ 40ページへ

自己診断 ⑥「ど忘れ」か「病気」か

□ 生活に支障をきたす「もの忘れ」がある
□ 今までに比べて仕事の能率が悪くなった
□ 今までできていた家事ができなくなった
□ 仕事や家事をするのがとても辛い
□ ささいなことで怒るようになった
□ ささいなことで涙がこぼれる
□ 慣れている道にも迷うようになった
□ 自動車事故を何度も起こすようになった
□ 手足の動きが悪かったり、歩行障害がある
□ 気晴らしもする気がしない
□ 最近、自分のことが本来の自分とは違うように思える（まるで別人のようになった）
□ 頑固な頭痛・肩こり・めまいが続いている
□ 不眠が続いている
□ 食欲がなく、半年で５kg以上体重が減った

ボケ危険度診断

１～　危険ゾーン

★上記の症状のひとつでも認められれば、医者へ直行することが望ましいと思います。☞ 42ページへ

【①ボケないための余暇の過ごし方】

「知的活動」――読書、音楽・映画鑑賞、旅行、ゲームなど
「有酸素《ゆうさんそ》運動」――ウォーキング、サイクリング、水泳など
「社交性」――他人との会話や交流など

大規模な統計研究からも、ボケを予防する効果が高いとされる余暇の過ごし方には、この3要素がうまく重なり合っているものが多いことがわかってきました。

たとえば「知的活動」のひとつであるゲームにしても、ひとりでクロスワードパズルをするよりも、対戦相手がいる囲碁やチェス、将棋、トランプのほうが「ボケ予防」の効果が高いことがわかってきました。他人相手に、偶発的な出来事に臨機《りんき》応変《おうへん》に対応する活動が、ボケになりにくい**「認知予備力」を強める**のです。

この**「認知予備力」**というのは、左の図のように、**私たちの脳の中に1000億個あるといわれる神経細胞同士のつながり、ネットワークの広がりと多さのことを**

「認知予備力」とは？

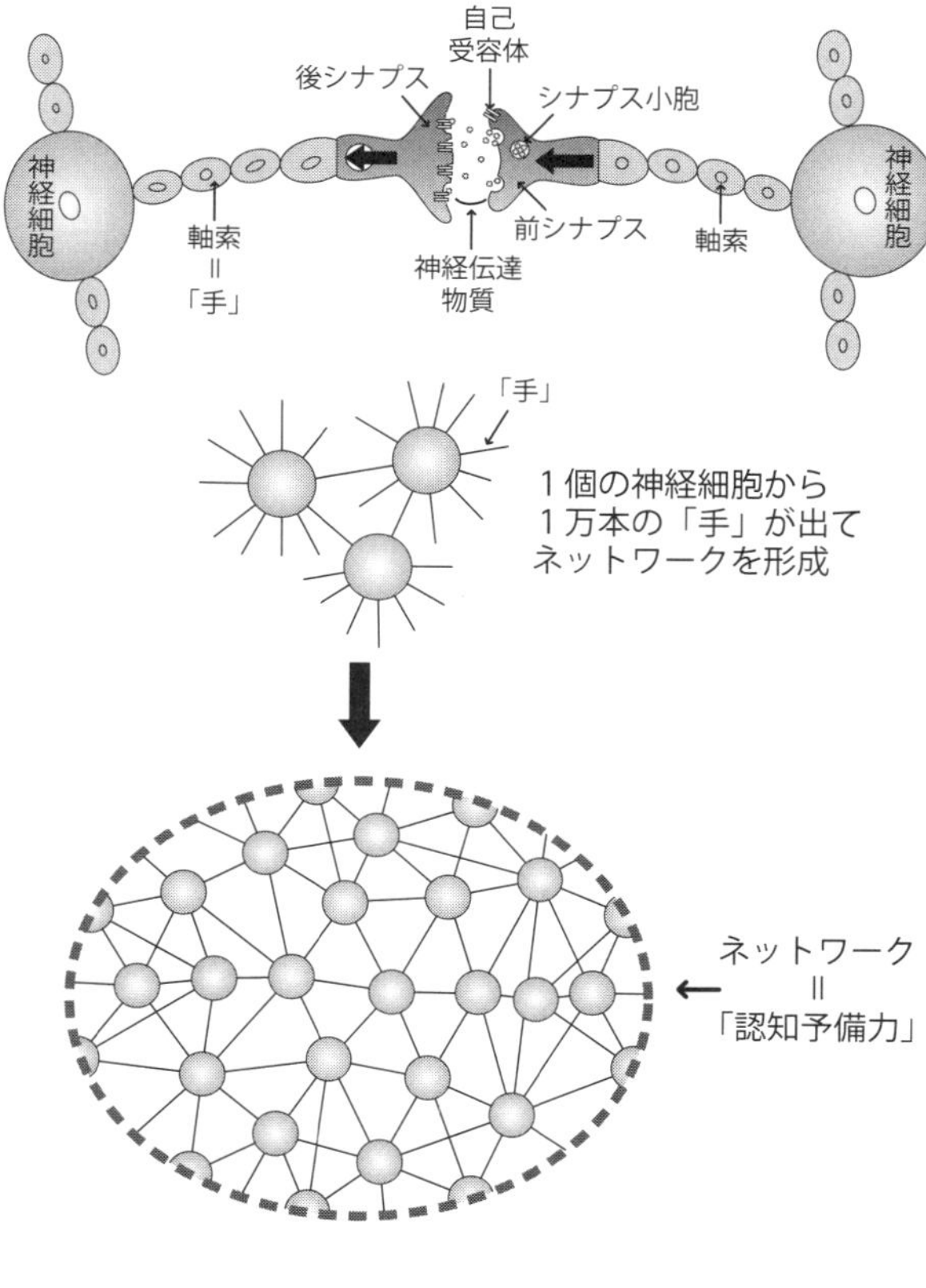
自己
受容体
後シナプス
シナプス小胞
神経細胞
神経細胞
軸索
=
「手」
前シナプス
軸索
神経伝達
物質
「手」
1個の神経細胞から
1万本の「手」が出て
ネットワークを形成
ネットワーク
=
「認知予備力」

いいます。

つまり、**「認知予備力」を強くするような生活をすれば、「ボケ予防」ができる。**

ここ数年、多くの人がこぞって取り組んでいる**「計算ドリル」のような脳トレの類《たぐい》では、「ボケ予防」効果がほとんどない**ことも、世界的な大規模疫学《えきがく》調査で判明しました。同じことを反射的に繰り返す活動では、ボケは予防できないのです。

また、音楽に関してはCDを聴いて受動的に楽しむというだけでなく、**声を出して歌ったり、手を使って楽器を演奏**したりして、能動的に楽しむほうが「ボケ予防」の効果があることがわかってきました。

さらに、**合唱団に参加したり、エアロビクスやダンス教室に通ったり**すれば、音楽、運動に加えて、人とかかわり合う「社交性」の要素がプラスされるので、より効果的であるといわれています。

少し汗ばむ程度の「有酸素運動」ですが、単に健康によいだけでなく、「ボケ予防」にも最善であることがわかってきました。**週に3回、1回30分くらいのペースで散歩やサイクリング、水泳をするのが最適**です。

私たちはなかなか自分の殻《から》を破ることができない生き物です。新しい刺激を求め

おすすめの余暇の過ごし方

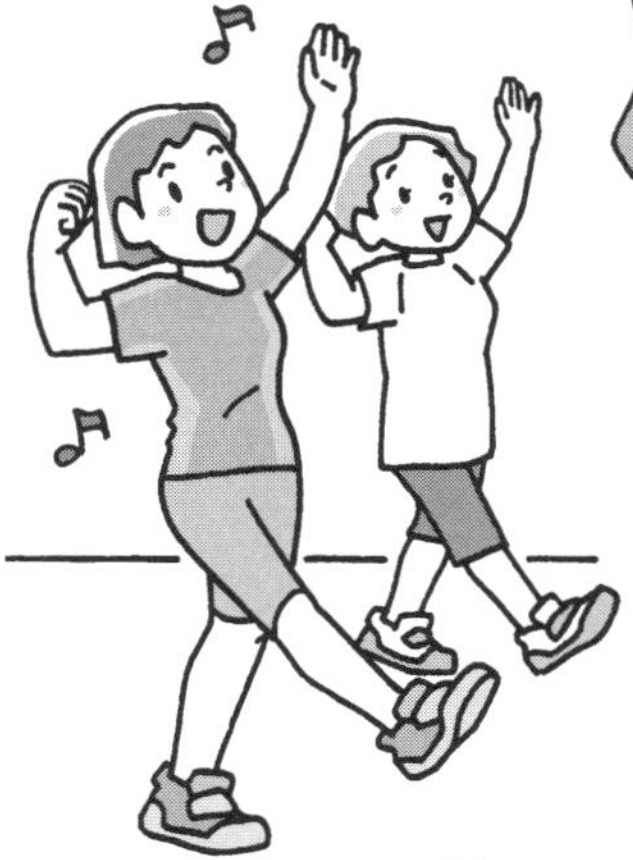

人と協調しながら声を出すことや、音楽に合わせて体を動かすのもよい。

週3回、1回30分の有酸素運動がベスト！

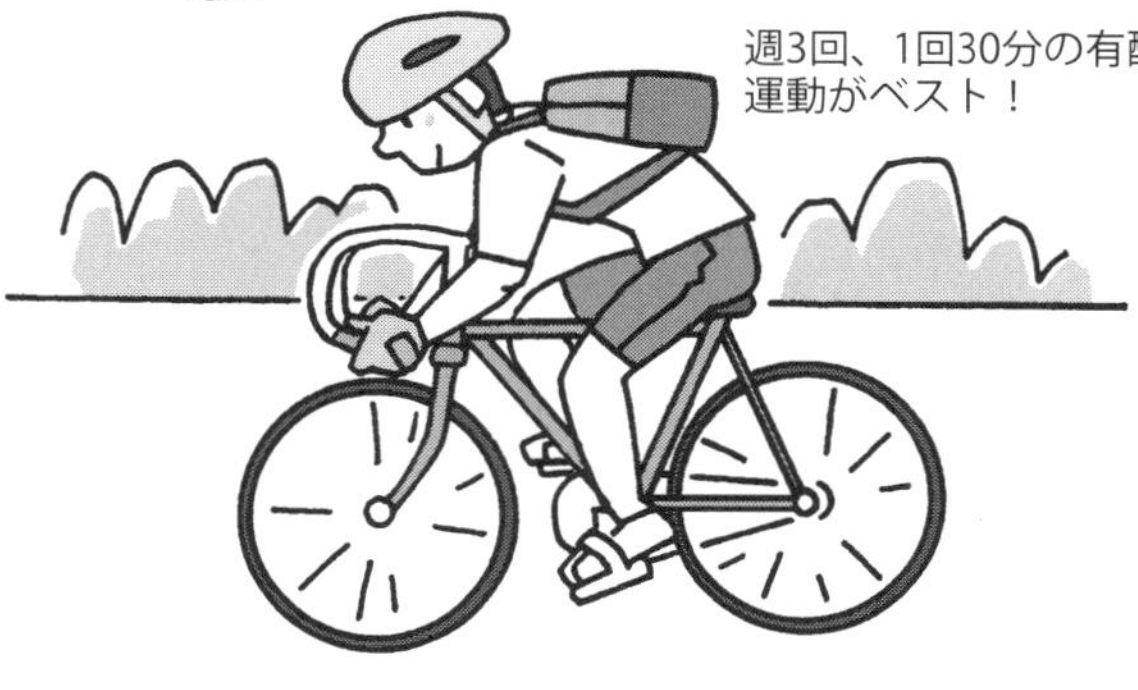

ているようですが、気づくといつもと同じ行動をしています。「趣味は仕事」と言ってしまうような仕事人間はその典型でしょう。

たとえば、書店に行ってもいつも新刊と文庫本のコーナーにしか立ち寄らないというように、若いころからの習慣はなかなか変わらないものです。今度、書店に行かれた際は、ぜひ意識して、これまでは立ち寄らなかったコーナー巡りをして、気になった本を手に取ってみてください。

私も大好きな**旅行は、心と体を刺激し人や自然と触れ合う、「ボケ予防」に最適な趣味**です。全部自分で旅行プランを立てて、宿やレストランを予約したり、乗り換えの時刻を調べたりするのは面倒なので、確かにパック旅行がラクで安全かもしれません。しかし、たまにはあなたオリジナルの個人旅行を楽しんでみてください。

自分のイメージと感覚と決断で旅行プランをつくり上げていく個人旅行は、判断力や創造力を高めることになり、「ボケ予防」に最強の知的活動となることでしょう。

中高年にとって、未知のジャンルに興味の対象を広げるのは難しいことですが、この殻を破って、最初の一歩を踏み出す具体的な方法を第2章で提案します。

【②ボケないための食生活】

「腹八分目」――40代からは腹八分目、50代以降は腹七分目
「和食」――青魚を食べる、野菜中心の食事
「乳製品」――カルシウムで脳と骨を強化

40代の肥満やメタボ体型が、将来、認知症になるリスクを高めるという恐ろしい研究結果が公表されています。肥満や過食は老化を早め、脳にも悪い影響を及ぼすことが明らかになりました。

「食べ過ぎても、よく体を動かして体重をキープすればいいのでは」という考えも、「ボケ予防」にとっては間違いであることがわかってきました。

つまり、高カロリーを摂取すること自体が、脳と体によくないのです。**ボケないためには、腹八分目**がベスト。

また、牛肉などの動物性脂肪を摂り過ぎると、ボケやすくなることもわかってき

ました。一方で、魚の脂肪、特にさばやあじなどの**青魚には著《いちじる》しい「ボケ予防」効果**があることもわかってきました。

ただし、肉をまったく食べないのも問題です。特に豚肉には全身の老化予防につながる脂肪やビタミンが豊富に含まれています。**脳出血の予防にも肉は必要**です。それが証拠に、古来より適量の豚肉を食べていた沖縄の人は、本土の人と比較して極めて脳出血になりにくかったのです。

和食が洋食よりも優れているのは、メニューが魚中心で、サラダの形では量も種類も摂りにくい野菜を、煮物やおひたしなどいろいろな調理法と味で、おいしくたくさん食べられることです。それに、和食は洋食と比べて低カロリーに抑《おさ》えられる傾向にあります。

こうしてみると、和食は健康食の王道のようですが弱点もあります。それは、**和食は塩分が多いこととカルシウムが不足していること**です。

まず、塩分の摂り過ぎはボケの危険因子となる高血圧を誘発するのでよくありません。

また、カルシウムが不足すると骨が脆《もろ》くなるので、年をとってから足を骨折しや

ボケない食べ方

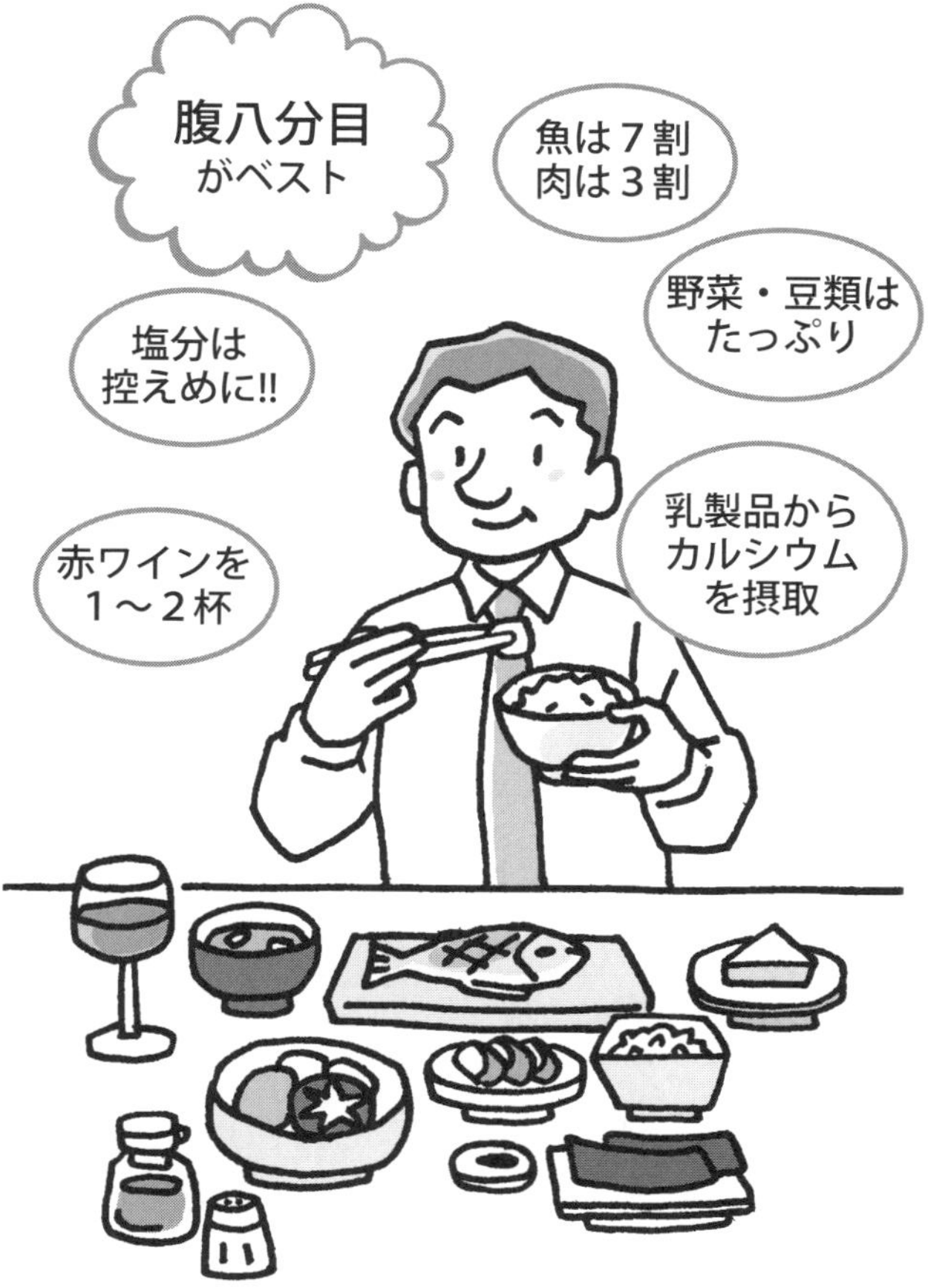
腹八分目
がベスト
魚は７割
肉は３割
野菜・豆類は
たっぷり
塩分は
控えめに!!
乳製品から
カルシウム
を摂取
赤ワインを
１～２杯

すくなります。骨折して寝たきりになると、それこそ「ボケ」一直線。

和食だけを続ける場合は、牛乳やチーズ、ヨーグルトなどからカルシウムを摂るようにしてください。特に**女性の骨の脆さ（骨密度の低下）と認知症になる危険度が相関《そうかん》する**ことがわかっていますから、女性のみなさんは積極的にカルシウムを摂取するように。

さらに、近年の研究から、**カレーにも思わぬ「ボケ予防」効果がある**ことが判明しました。カレーのスパイスであるウコンの黄色い色素「クルクミン」にその秘密があったのです。

とくに、日本人好みの塩分が多いカレーではなく、スパイスのきいた本場のカレーがおすすめです。

油については近年、植物性のほうが動物性よりも健康によいことが常識になってきましたが、植物性でも摂り過ぎると脳や体によくないことが判明。植物性油脂は、熱を通すと健康に悪い構造に変化するものが多いので、揚げ物や天ぷら、ポテトチップスやマーガリンの摂り過ぎにも注意が必要です。

ビタミンCやE、ＥＰＡ、ＤＨＡ、葉酸《ようさん》などを「ボケ予防」に、と積極的に摂っている人がいますが、**サプリメントの形で摂取するよりも、やはり自然の食品で食べるほうが「ボケ予防」の効果が高い**ということもいわれています。野菜や果物、豆類、魚などの食品から、これらのビタミンを摂取することが得策です。

適度のお酒は「ボケ予防」によいこともはっきりしてきました。どのような種類のお酒でも、適量であれば「ボケ予防」によいという研究もありますが、明らかに効果があるとされているのは赤ワインです。

フランスの研究では赤ワインを毎日グラス3〜4杯飲むのが「ボケ予防」に最適であるとされていますが、アルコールに弱い日本人には1〜2杯が適量でしょう。ワイン以外のアルコールの場合は、ビールなら大ビン1本、日本酒は2合、ウィスキーならダブル1杯程度が適量です。

一時、タバコにはアルツハイマー型認知症の予防効果があるという、愛煙家にとってはうれしい学説がありました。しかし最近では、喫煙は認知症の予防どころか、危険因子のひとつとして挙げられています。

タバコはボケだけでなく、脳卒中、心臓病、がんなど、すべての病気の危険因子とされていますので、やめたほうが無難です。

【③ボケないための考え方】

【A型性格】――せっかちは脳卒中のもと
【うつ病】――認知症の原因
【20分間の居眠り】――ゆとりある生活スタイル

「まじめな人ほどボケやすい」とか「ボケやすい性格・ボケにくい性格」といった性格や気質をテーマにした本をよく見かけます。しかし、これらの本は著者の経験則だけに基づいた内容のものがほとんどではないでしょうか。

そもそも「人の性格と『ボケ予防』との関係」は、科学的な疫学研究ができるような筋合いのものではありません。人の性格や心というのは、科学的な方法で分析することはできないのです。

つまり、数字で表せるほど単純なものではありませんから、科学がどんなに進歩しても、人の心はわからないわけです。

ただ、人の考え方や行動をもとに性格や心の中を把握《はあく》したり、考え方や行動が変わるとその人の心も変化するといった関係性については、近年かなり分析できるようになりました。

たとえば、行動パターンからその人の性格を判断する「性格診断」というもの。野心的で精力的、仕事熱心でせっかちな性格のことをこの「性格診断」では「A型性格」といいます。「A型」とは血液型のことではなく、「Aggressive（アグレッシブ＝攻撃的な）」の「A」を表します。

A型タイプの人は精力的で健康自慢なのですが、脳卒中になりやすいともいわれています。有名な政治家やスポーツ選手など、行動的な野心家が脳卒中で倒れたことを、耳になさったことがあるでしょう。

この**脳卒中はボケの大敵**なのです。避けなければなりません。

また、20ページで自己診断していただいた【③考え方】のチェックリストの中には、いわゆる「まじめな人」によく見られる考え方で、なおかつ、社会的にも信頼されるタイプの考え方が多く含まれています。

まじめで几帳面な人は疲れやすいのです。その疲労がうつ状態を招くと、人生に

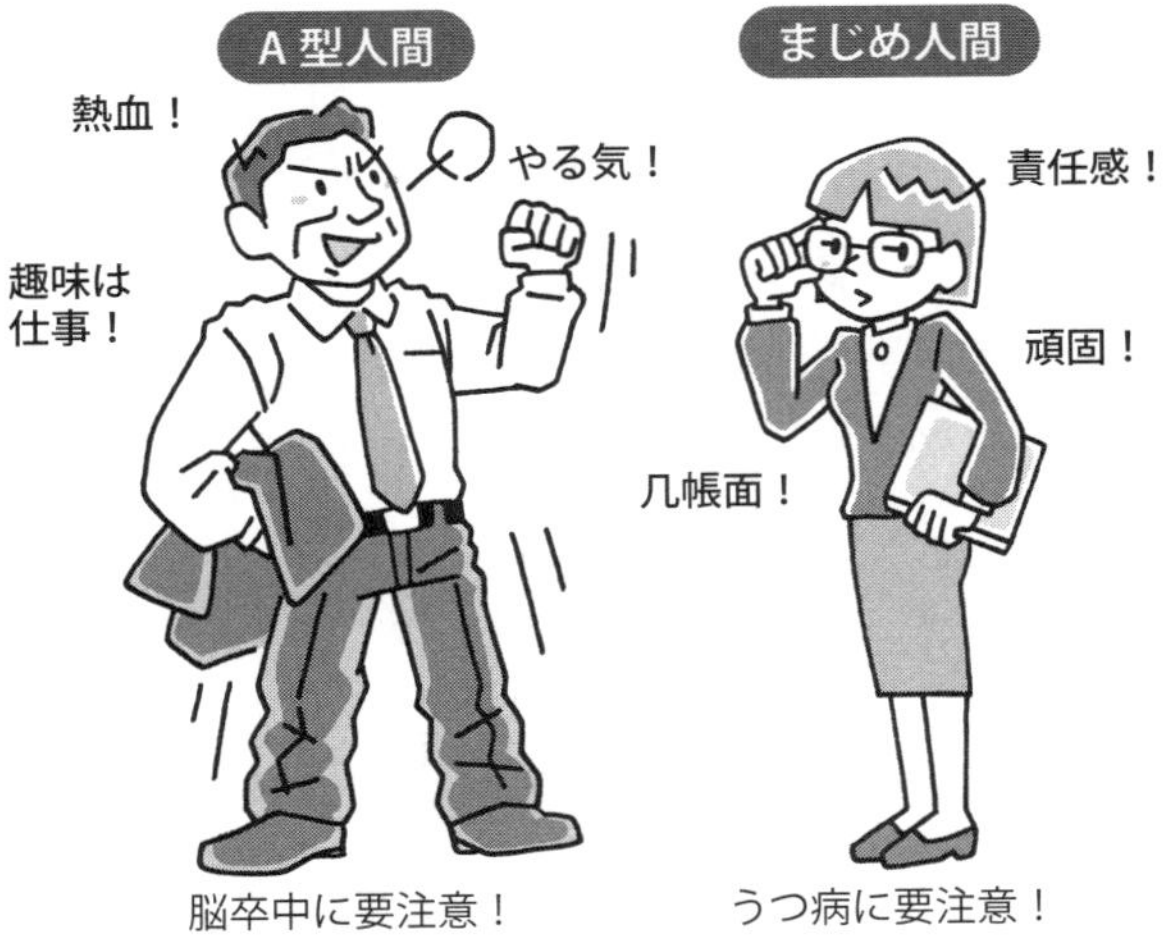
A型人間
熱血！
やる気！
趣味は仕事！
脳卒中に要注意！
まじめ人間
責任感！
頑固！
几帳面！
うつ病に要注意！

前向きに取り組む気勢が削《そ》がれ、意欲が低下し、本書で提案する「ボケ予防」の実践法もできなくなってしまいます。

さらに、**うつ病にかかってしまうと認知症にかかる危険が非常に高まる、**という報告があります。

ですから、本書ではボケない方法と同様に、うつ状態になりにくくする方法についても考えていきます。まずは、**仕事の合間に20～30分間の居眠り**ができる、余裕のあるライフスタイルがボケを防ぐと思ってください。

【④ボケないための社交術】

「脳内ネットワーク」——人間関係の中で育まれる
「孤独」——脳機能の低下

私たちが幸せに生きていくために働く基本的な知能や認知機能は「脳内ネットワーク」（脳細胞同士の結びつき）でまかなわれています。

これは、脳に入ってくるさまざまな情報を統合して理解する能力、分析力、判断力、コミュニケーション能力などの総合的な脳機能の中核になります。そして、この**脳内ネットワークは、「人と上手くやっていく」時に最も必要とされます。**

たとえば、「人間は社会的な動物である」とよくいわれますが、私たちが生きがいを感じたり幸福感を抱くのは、社会とのかかわりである人間関係においてが多いですし、逆に、ストレスを感じるのもまた人間関係においてである場合が多いのです。

私たちの脳の仕組みそのものが、社会とのかかわりにおいて最も充実するようにできているため、「引きこもり」の問題は、社会との問題であると同時に、個人の脳にとっても重大な問題でもあるのです。

初対面の人との出会いは、新しい情報が学習できる機会であると同時に、自分自身の社交性のクセを見つめ直すきっかけにもなります。

ボケの症状というと、「もの忘れ」などの記憶障害が中心ではないかと思われているかもしれませんが、実はボケで最も深刻な症状は「もの忘れ」ではなくて、この「社会性の崩壊《ほうかい》」なのです。

脳内ネットワークは、人とのコミュニケーションによって高められるため、社交性が重要になります。社交的であるかどうかが「ボケ予防」にどれだけの効果があるのかを、数字で表すのはなかなか難しいことです。しかし最近、社交性の「ボケ予防」効果を加味した研究報告がなされはじめました。

第2章で詳述しますが、その研究報告では**ゲームや運動、音楽活動などは、人と交わって行うほうが、「ボケ予防」効果が高い**ことが示されています。また、熟年離婚をして孤独になるとボケが進む、という恐ろしい研究結果も出ています。

ひとりよりも他人と交わって行動

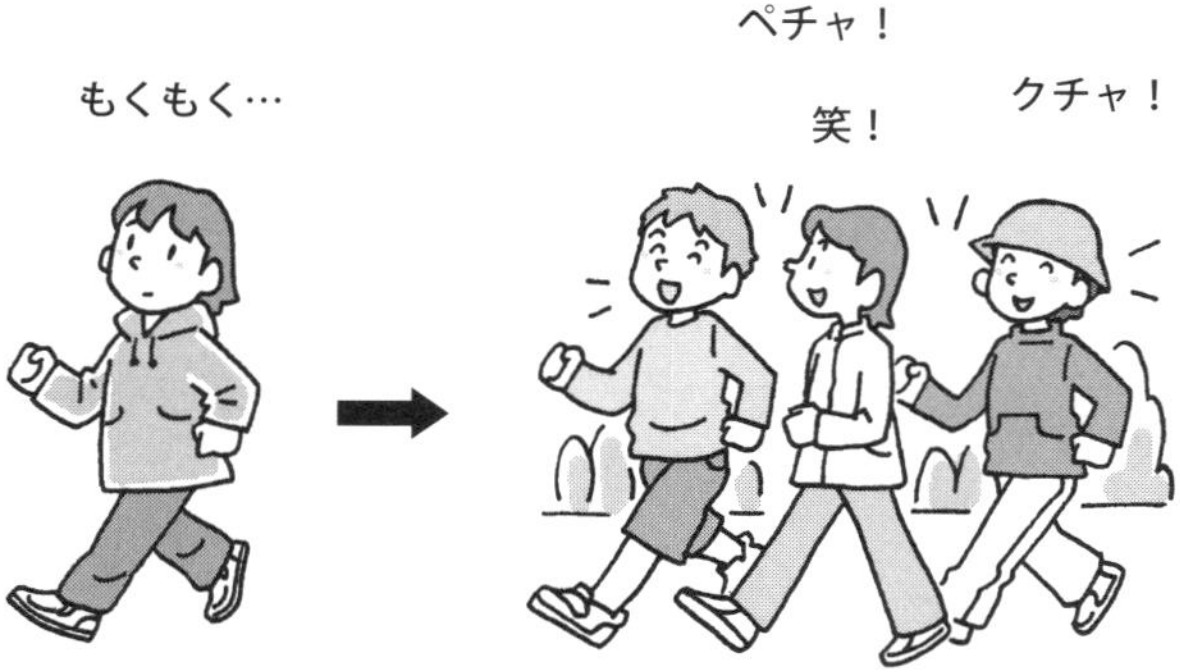

ひとりで散歩する
より……

夫婦や仲間と連れ立って散歩する

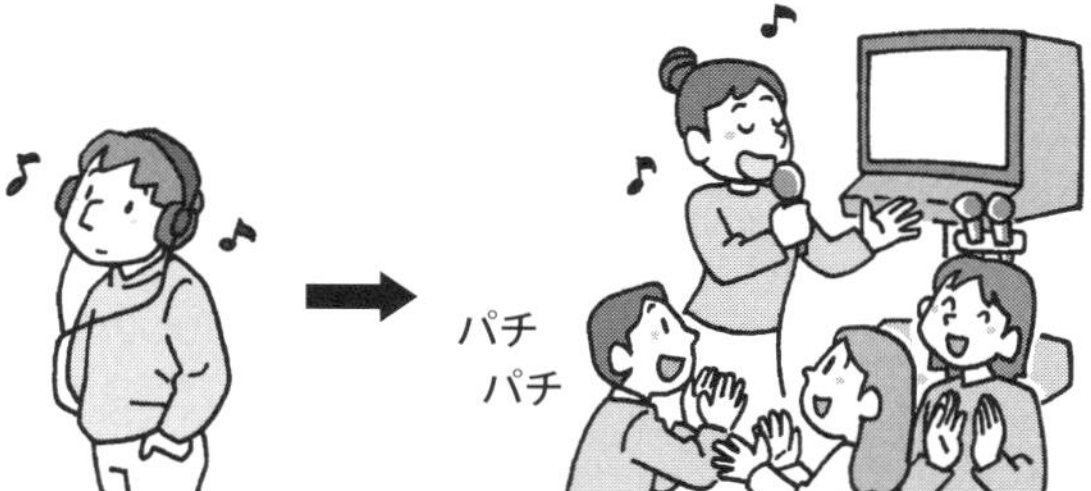

ひとりで音楽を
聴くより……

仲間とカラオケで歌う

【⑤ボケないための医者のかかり方】

「生活習慣病」――高血圧、糖尿病、肥満、喫煙
「ボケにつながる病」――うつ病、脳梗塞《のうこうそく》、頭部打撲《だぼく》

人間が心身の健康を維持するために、私たちの「脳内ネットワーク機能」が大きな働きをしていることは前述のとおりです。その逆に、「脳内ネットワーク機能」は心身の状態に大きく影響を受けています。

つまり、**心身の不健康が「ボケ」に直結**してしまうのです。

身近な例でいえば、風邪をひいて、2～3日間寝たあと仕事に復帰すると、しばらく「頭が回らない」ということは、多くの人が経験しているでしょう。また、お年寄りの場合は、腰や膝《ひざ》を悪くして歩けなくなって外出できなくなると、急激にボケが進行することもあるのです。

現在、認知症の発症の危険性が増すといわれている生活習慣病には、高血圧、糖

尿病、肥満などがあります。ほかにも、認知症の発症の危険が高まる病気としては、うつ病、脳梗塞、頭部打撲などがありますが、心臓、肺、肝臓《かんぞう》、骨、歯など、すべての臓器の病気が間接的にはボケにつながってきますので、**医者（歯医者も含めて）嫌いの人も、医者を上手に利用**してください。血圧や血糖値、コレステロール値や内臓のチェックなどは、地域の住民検診などでも測定してもらえますので利用してください。

自分の健康は自分で守ることが大原則ですが、検診だけではなく、よいホームドクター（かかりつけ医）をお持ちになることをおすすめします。勤勉なホームドクターは、病気の予防に必要な最新で幅広い知識を持っています。

これからは、病気になってから医者にかかるのではなく、**病気にならないための予防の観点から医者を利用する**時代だと思います。

【⑥ボケないための「ど忘れ」か「病気」かの判断】

「ど忘れ」 ―― 加齢による軽度のもの忘れ
「もの忘れ外来」 ―― ボケの不安がある時に受診する

認知症のはじまりは「もの忘れ」であることが多いため、「もの忘れ」をするようになると、みなさん心配でしょう。しかし、**年をとってくると、誰しも「ど忘れ」は多くなるもの**です。それは、認知症の「もの忘れ」とは質が違います。

「ど忘れ」とは、物事が記憶されてはいるのですが、頭の中から上手く取り出すことができない状態を意味するのです。「あの俳優さんの名前が思い出せない」という類です。こうした日常生活に大きな支障をきたさない「もの忘れ」であれば、認知症についてはさほど心配はありません。

当院にも、「最近、仕事で『もの忘れ』によるミスが多い。先生、私は若年性《じゃくねんせい》アルツハイマー病ではないですか?」という40代の方が来られます。こういった方は、確かに記憶障害を認めることもありますが、**ほとんどはストレス性のもの**ですから、治療や休養によってこの程度の「もの忘れ」は治ります。

先日、私の「もの忘れ外来」に来られた45歳の主婦の方の話です。

「先生、私、お母さんのようにボケてしまった……。私も先生のお世話にならないといけない……」と言って、田口結子さん（仮名）は大粒の涙を流しました。以前、私が田口さんの実母を認知症で治療したことがあったのです。

具体的に、どのような「もの忘れ」で困っているか聞いてみました。

彼女は私立中学に通う長男のためにここ数年、毎朝早起きをして弁当づくりをしていますが、最近、前の晩に考えておいた弁当のメニューが思い出せない、料理の段取りがわからない、そのため同じようなメニューが続いてしまう、というのです。

さらに、実母が入所しているグループホームに週3回は面会に行き、2時間ほどお母さんとお茶を飲んだりして過ごすことを、親思いで几帳面な彼女は欠かさず行ってきました。ところがこのところ、その実母との約束を何度もすっぽかして、施設からしばしば電話がかかってくる始末だというのです。

田口さんは実母が認知症を発症したので、その特徴的な症状について詳しかったのです。「メニューが思い出せない」「いつもどおりに料理ができない」「大切な約束を忘れてしまう」

これは自分の母親と同じようにアルツハイマー型認知症を発症したに違いない、と彼女は思い込んで来院されたのでした。

しかし、私の診察もMRI検査からも、認知症は認められませんでした。彼女の症状は明らかに**「がんばり過ぎ」「几帳面に暮らし過ぎ」が原因の「もの忘れ」**でした。車にたとえると、エンジンそのものが故障したのではなく、ガソリン切れの状態。

「田口さん、あなたは認知症ではありませんよ。脳のエネルギーがなくなってしまっている状態です」

彼女のような**忙しい40代の「もの忘れ」の原因は、認知症ではなく「ガス欠」によることが多い**のです。「ガス欠」では車も走ることができないのと同様に、脳も燃料が切れると働きが低下して認知症のような「もの忘れ」が出ます。

田口さんも家事に介護にアルバイトにと、3足のわらじをはいて、おそらくエネルギーを使い過ぎたのでしょう。お子さんの受験やPTA活動のストレスもばかにできません。

田口さんには、本書のボケ予防に効く習慣15（110ページ参照）にあるように、余計な人間関係や雑用に巻き込まれないよう、物事に優先順位をつけ、全てに全力投球をしない「省エネ生活術」を伝授しました。

彼女のような「もの忘れ」の治療に最も有効なのは、薬ではなく、「八方美人からの脱却」と「お母さんと一緒にやっていた『脳トレ』のお休み」だったようです。

彼女のような脳の燃料切れによる「もの忘れ」に対して、**認知症の「もの忘れ」は、体験した出来事がまったく頭の中に入っていない状態**であるといえるでしょう。

典型的なものには、「同じことを言ったり、聞いたりする」「置き忘れやしまい忘れが多くなった」「蛇口やガス栓の閉め忘れが目立つ」などが挙げられます。

一番危険なのは、普通なら印象に残る最近の個人的な出来事を、すっかり忘れているという症状です。たとえば、「家族と温泉に行ったこと」をさっぱり覚えていないといった類です。

「もの忘れ」に加えて、頭痛やめまい、歩行障害、不眠症などが合併《がっぺい》する場合は、認知症以外の病気が原因の場合もあります。

「もの忘れ外来」受診者の臨床診断の内訳

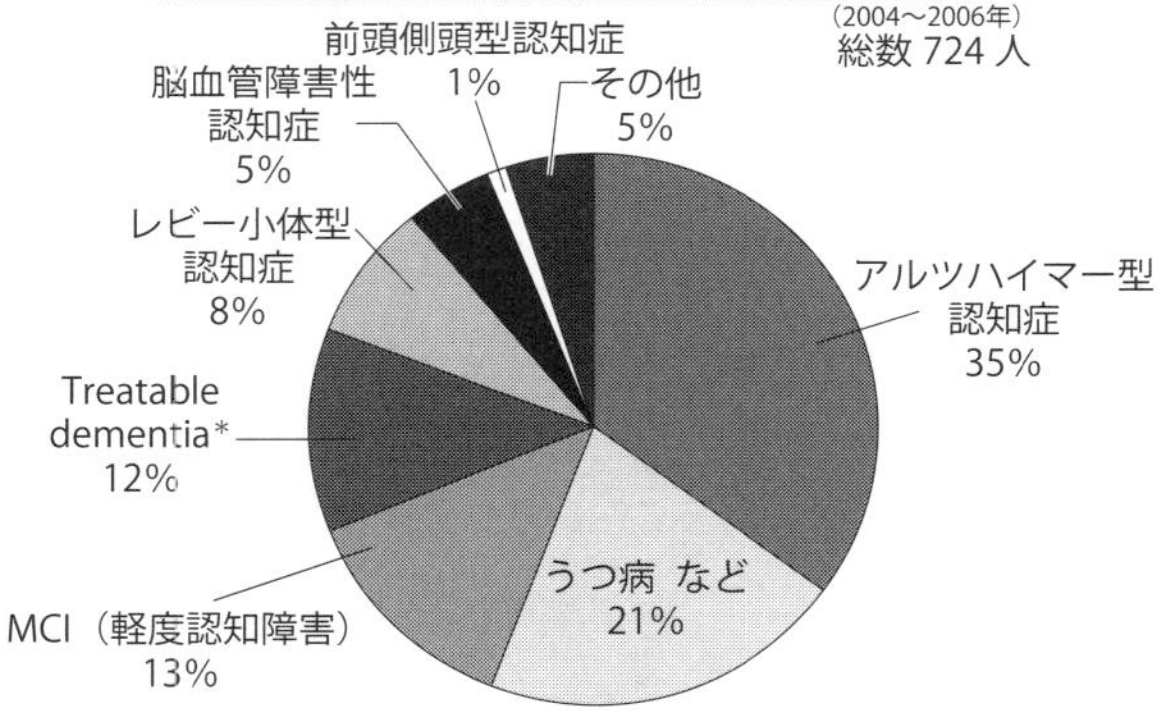

＊Treatable dementia（治療可能な認知症）には特発性正常圧水頭症、慢性硬膜下血腫、髄膜腫、甲状腺機能低下症、ビタミン B 欠乏症などを含む

実際、ボケ症状で私の「もの忘れ外来」を受診した人のうち、診断結果がうつ病や甲状腺《こうじょうせん》機能低下症、脳腫瘍《のうしゅよう》、慢性《まんせい》硬膜下《こうまくか》血腫《けつしゅ》などだった例が全体の30%以上を占め、その場合は薬や手術で治療できました（円グラフ参照）。

ストレス社会の現在、田口さんのような主婦の方のみならず、40~50代の会社勤めの多くの方が「もの忘れ外来」を受診されています。

「記憶力が低下して仕事の能率が悪くなった」「これまでこなせていた作業の段取りができなくなってきた」「らしからぬケアレスミスが増えた」「会議でうまくプレゼンテーションできなくなった」

「親が認知症になったので自分も心配だ」などが主な受診の動機です。

若年性認知症を心配されて働き盛りの40代、50代の方が来院されますが、大半の場合、その「もの忘れ」の原因は「脳の疲労」であって、認知症ではありません。

しかし、この**「脳の疲労」を放置しておいてはいけません**。放っておくと「認知予備力」が低下し、20〜30年後には、本当に「ボケ」になってしまうからです。

「もの忘れ」の原因は認知症だけではなく、とても複雑です。まずは、日頃から親身になってもらっているホームドクターを訪ねましょう。かかりつけ医をお持ちでない方は、「もの忘れ外来」の専門医を訪ねてください。

本書の巻末に、全国の日本認知症学会認定専門医のリストを掲載しましたので、参考にしていただければ幸いです。

では、第2章から「認知予備力」を強くする方法を考えていきましょう。

第2章　「ボケ予防」に効く20の習慣

1 「ボケ危険度」は40代の体型で決まる!

メタボリック症候群などと騒ぎ過ぎる感があるご時世です。肥満が体にも脳にもよくないことは、誰でも頭ではわかっています。肥満は高血圧や糖尿病に関係し、動脈硬化《どうみゃくこうか》や老化を促進《そくしん》する犯人にもなります。

しかし、「40代の体型で、将来ボケるかどうかが決まってしまう!」という、具体的な数字を突き付けられると、ドキッとしてしまいます。48歳の私も太っているので切実です。

肥満と認知症大国のアメリカからは、**「中年期に肥満だった人は、老後ボケやすかった」**という研究報告がなされています。40代の人１万人を平均36年間追跡調査した、壮大な研究の結果です。

その報告によると、中年期のＢＭＩ(肥満度指数)が30以上の肥満者では、アルツハイマー型認知症(２０５ページ参照)になるリスクが３・１倍、また脳血管性認知症(２１２ページ参照)になるリスクは、なんと5倍にも上っていたのです。

ＢＭＩ（肥満度指数）

$$\text{ＢＭＩ} = \frac{\text{体重(kg)}}{\text{身長(m)} \times \text{身長(m)}}$$

（例）身長170cm、体重65kgの人の場合：
ＢＭＩ＝65÷（1.7×1.7）＝22.49

18.5未満：やせ／18.5以上 25未満：普通／25以上：肥満

フィンランドの研究でも、中年期にＢＭＩが30以上の肥満者では、ＢＭＩが25未満の人と比較して熟年期の認知症の発症リスクが2・4倍にもなってしまうと報告されています。

ボケやすさと関係している肥満の指標は、ＢＭＩだけではありません。

アメリカのウィットマー医師らは、**「中年期に皮下脂肪の厚い人は将来ボケやすい」**と２００６年に報告しています。

これは１９６４年〜１９７３年の間で40〜45歳であった人、８７７６人の当時の皮下脂肪の厚さと、その人たちが熟年期に達した時の認知症の発症率を調べ、その因果関係について発表したものです。

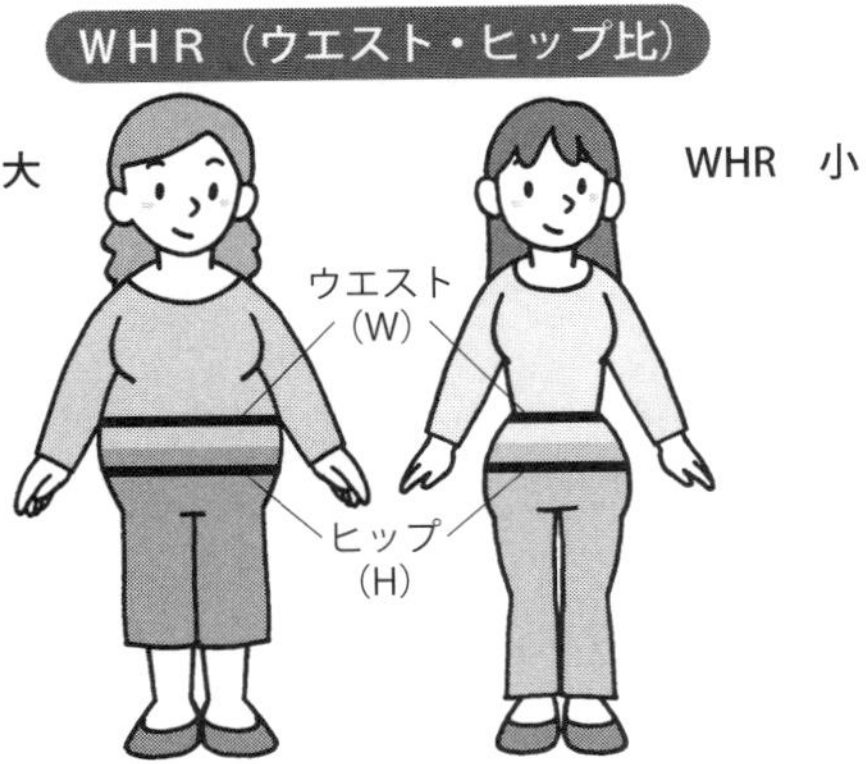

WHR＝ウエスト（㎝）÷ヒップ（㎝）
女性0.8以上、男性1.0以上の人は要注意

その結果、背中の皮下脂肪が厚いグループの人は薄いグループの2・9倍、二の腕の脂肪が厚い人は、同じく2・6倍も認知症になりやすかったのです。

さらに、女性にはショックな研究がアメリカの医学誌『ニューロロジー（NEUROLOGY）』（2009年11月号）に掲載されました。それは、**「中年期の女性でウエスト肥満型は認知症になりやすい」**という報告です。

また、スウェーデンのグスタフソン医師らのグループは、スウェーデン女性を32年間追跡。体重・BMI・ウエスト周囲値・ウエスト対ヒップ比（WHR）のデータと認知症との関係を調べました。

この調査の対象は、１９６８年に48～60歳の認知症のない女性１４６２人。１９７４年、'80年、'92年、２０００年にそれぞれ認知テストと身体測定が行われました。この間に１６１人（平均年齢75歳）が認知症になってしまいました。

その結果、中年期の女性でＷＨＲが大きい人、すなわち**ヒップよりウエストの周囲値のほうが大きい肥満体型の人ほど、認知症になりやすい**ことが判明したのです。この研究では、ＢＭＩと認知症との関係は認められませんでした。

スウェーデン女性は、日本人女性より大きなおしりの方がおそらく多いです。そのスウェーデン女性でＷＨＲが大きいということは、かなりの非常事態なのでしょう。

これらの研究結果を、人種も体型も違う私たち日本人にそのまま適用することはできないかもしれません。しかし、これらの研究結果から考えられることは、老後の体型ではなく、**働き盛りにどのような体型であったかということが、老後「ボケるかどうか」を決定している**可能性があるのです。本当に怖い話です。

40代からは「ボケないために」ダイエットしよう！

2 「ボケ危険度」は若い時の勉強グセで決まる！

１９８６年にはじまり現在も進行中の「ナン・スタディ（修道女研究）」。これはアメリカの６７８人もの修道女（ナン）が参加・協力している、有名な認知症の研究です。

「ナン・スタディ」は認知症と生活習慣との関係を解き明かすために、多くの成果をもたらしています。その研究成果は、科学的観点からみた「ボケ予防」として、アメリカでは10年ほど前から大きな話題となり、現在では世界中の認知症研究者から注目を集めています。

この研究では、修道女たちの人生の足跡と、晩年はボケていたかどうかという、認知機能（五感を通じて入ってくる情報から、物事を判断したり、記憶したり、深く考えたりすること）を含めた脳機能が詳細に記録されています。

ナン・スタディで明らかになったことはたくさんありますが、代表的なもののひとつに、**「若年期《じゃくねんき》の言語能力が高い人は認知症になりにくい」**ということがあります。そのように判断されたのは次のようなことがあったからです。

ナン・スタディの修道女たちは、ほとんどの人が20代の時に修道院の門をたたいています。その時の課題として、彼女たちはそれまでの半生記を書かされていました。若き修道女たちが書き記したその半生記は、なんと修道院に古文書のように長い間大切に保存されていました。

そして、アメリカの言語心理学者が、各書き手の教育程度や知識、語彙《ごい》、読解力、短期記憶を反映する意味密度や文法的複雑さなどを、その半生記から分析して言語能力を点数化した結果、**若いころに言葉が達者だった修道女は、年をとっても認知症になりにくい**ということが判明した、というわけです。

若いころから言語能力が高かった修道女は、その後の人生でもたくさんの人たちと豊かなコミュニケーションをはかり、数多くの書物に触れ、自分の心の内を文章に多くしたためたのでしょう。このライフスタイルが「ボケ」ない脳を形成させたのではないかと考えられているのです。

年をとると、アルツハイマー型認知症の原因と考えられている老人斑《ろうじんはん》（アミロイドベータ）が脳細胞に沈着したり、脳卒中が起こりやすくなったりします。また、

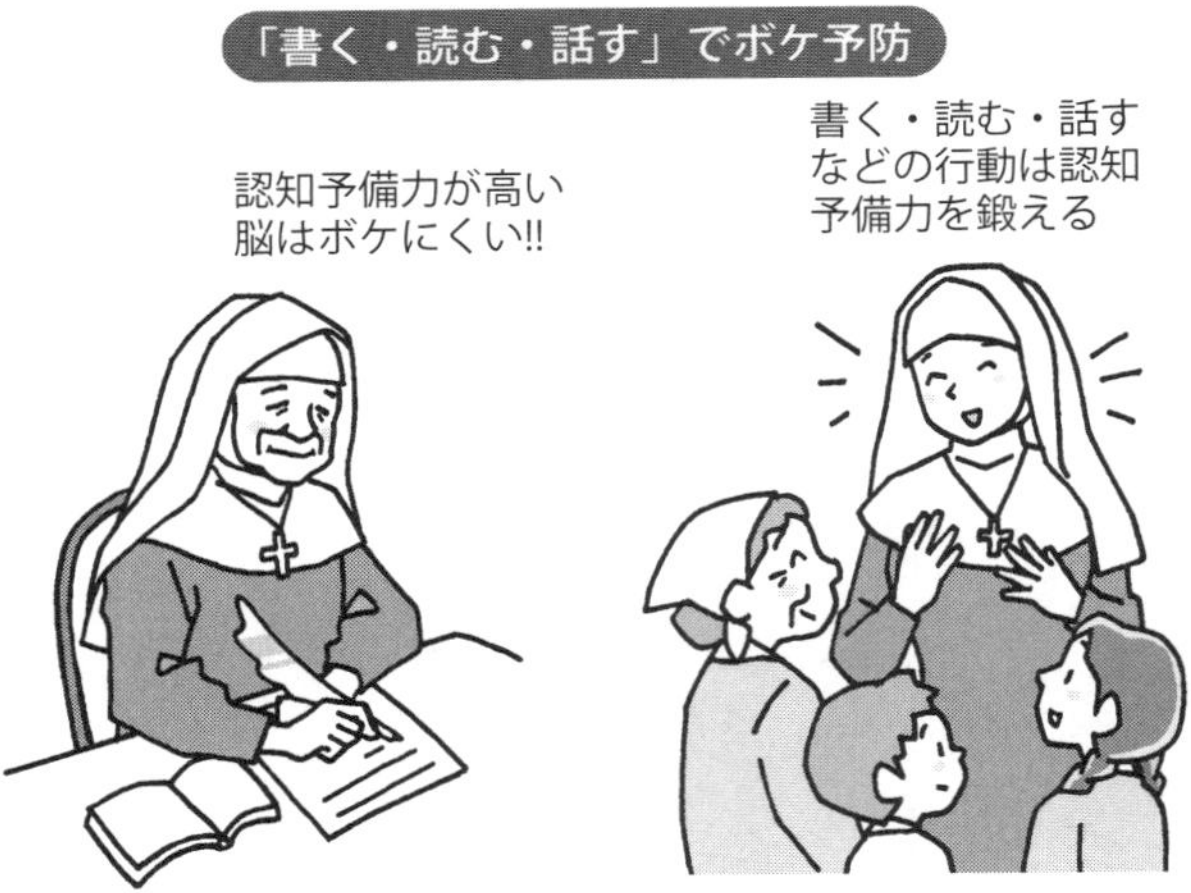
「書く・読む・話す」でボケ予防
認知予備力が高い
脳はボケにくい!!
書く・読む・話す
などの行動は認知
予備力を鍛える

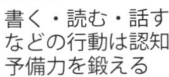

うつ状態にもなりやすいのです。これらの症状が認知機能の「脳内ネットワーク」を破壊するので、ボケやすくなるのです（202ページ～参照）。

ところが、「言葉が達者な修道女は、いくら年をとっても認知症になりにくい」という事実は、脳内ネットワークの機能を維持し、認知症に打ち勝てる強い脳が存在することを意味するのです。

こういう認知症に強い脳のことを、**「認知予備力」が高い脳**というのですが、「ナン・スタディ」はこの**「認知予備力」を高めれば、認知症を発症しない**ですむ、ボケなくてすむ、という可能性を私たちに示してくれたのです。

さらに、**この「認知予備力」を若いうちに高めるとボケにくくなる**というエビデンス（科学的根拠）のひとつとして、教育歴と認知症の発症率との関係についての研究があります。

いくつかの疫学《えきがく》研究で、教育歴が長いほど認知症のリスクが軽減することが知られています。最近のスウェーデンの疫学研究では、教育歴が1年長くなるごとに、認知症のリスクが０・８６倍と低くなることを示しています。

ただし、学歴があれば「ボケない」ということではありません。

その後、社会に出てどれだけ活発に仕事をしたかが「認知予備力」にはもっと重要であることがわかっています（１０４ページ～参照）。

「ボケ予防」で一番大切なのは、**40代から「認知予備力」を強める生活をする**こと。

本書のタイトルが「40代から……」となっているのもその理由からです。

さあ、ご一緒に「認知予備力」を強くする習慣を身につけましょう。

「認知予備力」を強くするのは、40代でも早過ぎない、60代でも遅くない！

3 「ボケ予防」には適量の有酸素《ゆうさんそ》運動が効く!

適度な運動は血圧や血糖値、コレステロール値によい影響を与え、心臓病や脳卒中などを予防するということは、よく知られています。運動が健康によいことは常識と言っていいかもしれませんが、最近の研究では、適度の運動は体だけでなく脳にもよく、「ボケ予防」に効果があることがわかってきました。

2003年に発表された研究結果があります。これは、アメリカ・ニューヨークで行われた前向き研究(対象者を数年間、追跡して調査する研究のこと)で、ブロンクス地区に住む75歳以上の住民、469人を対象に行われました。彼らは研究の開始時点で、医師から「脳は正常でまったくボケていない」とお墨付きをもらった人たちです。この人たちを5年間、追跡調査したのです。

その結果、5年後になんと124人もの人が認知症になってしまったのです。

この研究では、知的活動に加えて、身体活動と認知症の発症率との関係についても調査され、**ウォーキングや水泳によって認知症の発症が3分の2に**抑《おさ》えられてい

身体活動と認知症の発症率

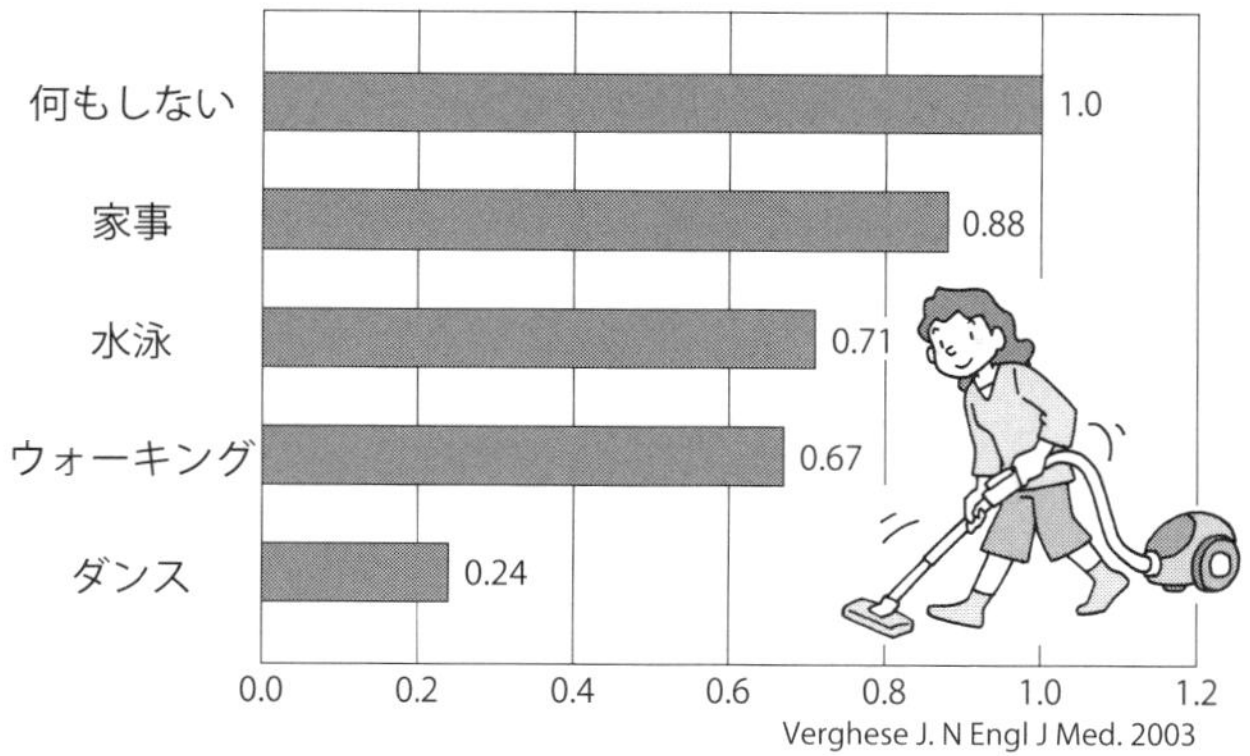

ることがわかります（上図参照）。

続いて、カナダの前向き研究も紹介しましょう。カナダ全土から65歳以上の健康な市民６４３４人に参加してもらい、５年間追跡調査をし、日常の運動と認知症の発症率との因果関係を調べました。すると、驚くべきことに、５年後には２８５人が認知症になっていました。

この研究では、参加した人たちの日常の運動量を４群に分類しました。

①まったく運動しない

②運動はするが週２回以下で、運動強度はウォーキング以下の低レベル群

③週３回以上のウォーキング程度の運動をする中レベル群

④週3回以上のウォーキングよりきつい運動をする高レベル群

そして解析の結果、中レベル以上の運動をすると、認知症の発症がかなり抑えられることがわかりました。さらに、**ウォーキングよりもきつい運動のほうが、より認知症の発症を抑制《よくせい》する**という結果も出ました。

しかし、運動がいくら「ボケ予防」に有効だといっても、久しく運動らしい運動をしていない人や高齢者が運動をはじめるには注意が必要です。一気に筋力を使ったり、胸が苦しくなるほどの重量挙げや全力走などの激しい運動は、心臓などに大きな負担がかかり、「ボケ予防」のつもりが突然死ということにもなりかねません。

おすすめの運動は、自分の体力の半分ぐらいでできる、しっかり酸素を吸いながら比較的長時間（軽く汗ばむくらい）行う、「有酸素運動」と呼ばれるウォーキングやサイクリングなどです。この有酸素運動が認知症予防に有効であるというデータも揃ってきています。

たとえば、運動と認知機能の維持の関係を調べたアメリカ・ピッツバーグの研究では、週3回、1回30分以上の運動をする人は、まったくしない人と比較して、約40％の認知機能低下に抑えられたという結果が報告されています（左図参照）。

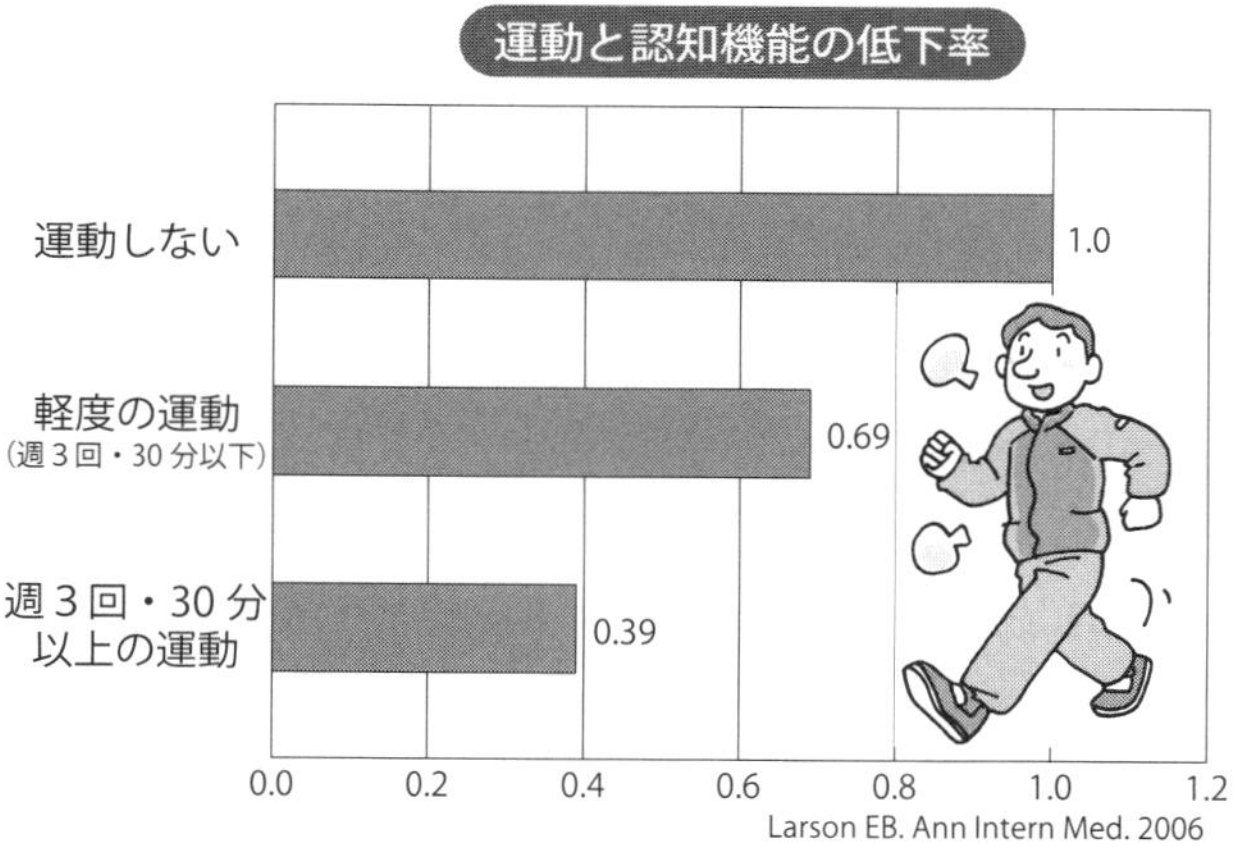

このピッツバーグの研究がユニークなのは、ボケないための最適な運動量を割り出したことです。

１回の運動時間が30分より短い場合や、週に運動する日が３回以下の場合は、認知機能維持の効果は半減してしまいます。

また、**週に５回以上運動しても、その効果は週３回運動する効果と大差はない**ということがわかったのです。

実は、この研究が根拠になって、「週３回、１回30分の有酸素運動」を患者さんにすすめる医師が多いのです。

週３回、１回30分、ウォーキング程度の運動が最適・最良！

4 勝ち負けのある運動が「ボケ予防」に有効！

週3回、1回30分程度の有酸素運動が「ボケ予防」に効果的であることはわかりました。有酸素運動といえば、散歩やジョギング、サイクリング、水泳などが代表的です。どのような種目であっても、適度の運動が「ボケ予防」によいという結果は、誰しも認めるところとなっています。

ところが最近、「ボケ予防」にはどのくらい運動すればよいかという単純な観点とは違い、認知症を予防するにはどのような運動がよいのか、という研究が発表されました。それは、**「多くの種類の運動をしている人ほど認知症になりにくい」**という関係を認めたものでした。

アメリカ・ジョンズホプキンス大学のリケトス医師らは、運動の時間・種類と認知症の発症率の関係について、前向き調査を行いました。65歳以上の男女3375人について、平均5・4年間、追跡調査しました。

その中で認知症になった人とならなかった人とを比較すると、自転車、ジョギング、ボウリングなどの運動について、**活動時間数よりも活動の種類が多い人ほど認知症になりにくい**ことを認めたのです。４種類の運動をしていた人は、１種類のみの運動をしていた人と比べて、認知症になる確率が半分だったのです。

また、ウォーキングやサイクリングのような単調な運動よりも、他人と一緒に行うダンスやゴルフ、バレーボール、テニスなどのように、**競技性がある運動のほうが効果は高まる**という研究結果もあります。

このことは、単調でマンネリ化したエクササイズよりも、バラエティーに富んだ「人との駆け引き」も加味された運動刺激のほうが、「認知予備力」を強化する可能性があることを示唆《しさ》しています。

誰かと一緒にやる運動は、忙しいとなかなかスケジュールが合わず難しいかもしれませんが、一度ツボにはまると楽しくなり、持続する可能性が高くなります。それに、相手がいる運動だと毎回、新たな刺激が加わります。

さらに、運動仲間を持っている人の場合、「テニス週2回、毎回19時スタート、時間は2時間」と決めておくと、「今晩は気分が乗らないからやめよう」と思っても、仲間に悪いのでサボるわけにはいきません。

40代からボケ予防にはじめたい運動

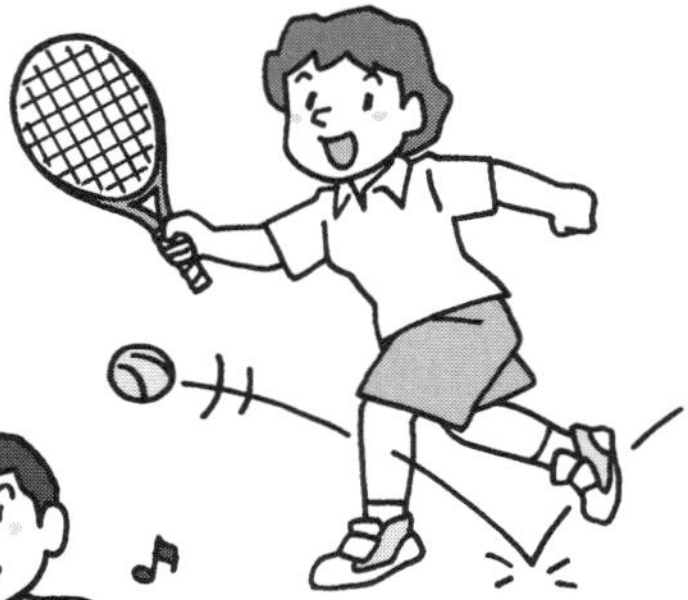

他人と一緒に行うスポーツ

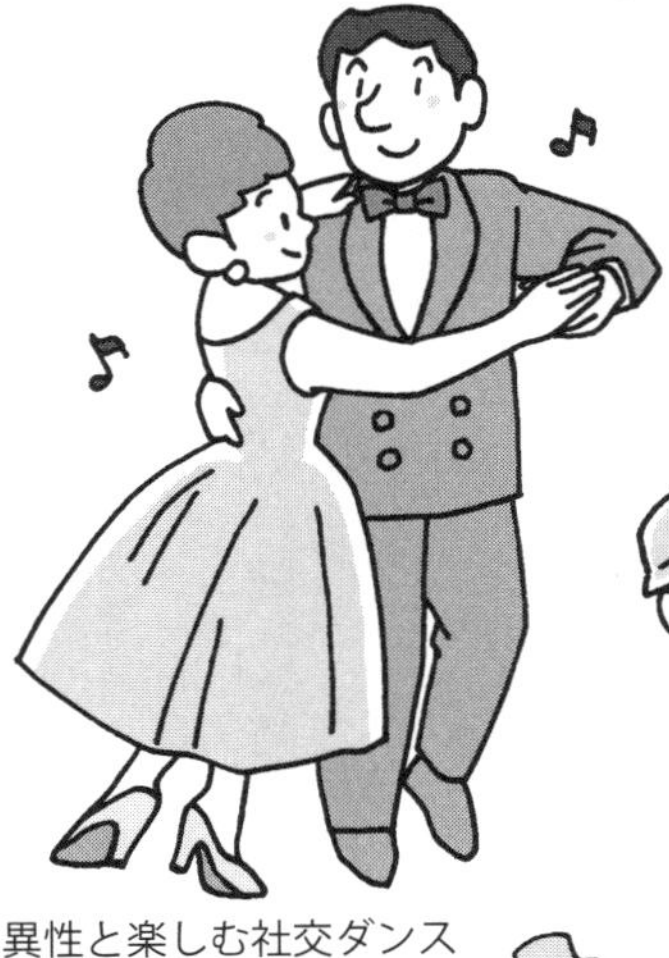

異性と楽しむ社交ダンス

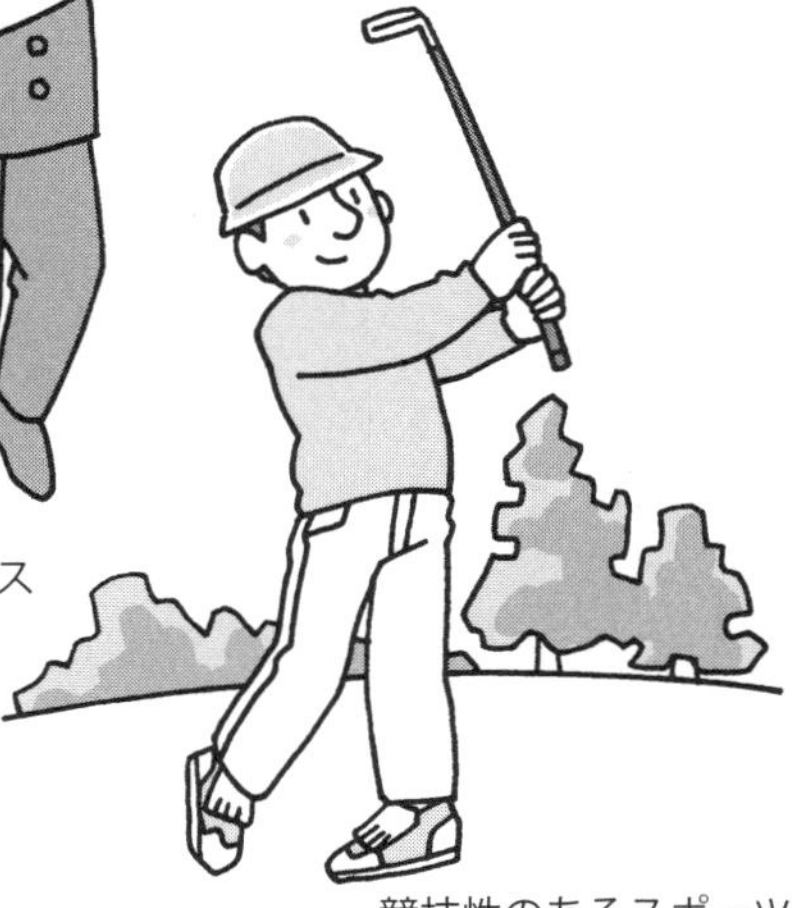

競技性のあるスポーツ

ラケットを握ってしまえばしめたもの。15分もボールを追いかけて汗ばんでくると、いつの間にか気分もよくなり、試合が終わるころには「あー、楽しかった。来てよかった。ではまた、あさって！」ということになります。

ただし競技性がある運動でも、**頭部打撲《だぼく》の可能性が高い運動には注意**が必要です。ミシガン大学の研究者は、アメリカンフットボール部の1625人の引退選手リストから無作為に選んだ1063人について、2008年末から電話調査を行いました。引退選手本人、または返答できない人の介護者から「これまで認知症、あるいは記憶関連疾患《しっかん》と診断されたことがあるかどうか」を聞き取りました。

その結果、50歳以上の引退選手の6・1％が認知症に関係する診断を受けたと報告。これは一般人の1・2％より5倍も高い数字です。また、30〜49歳の引退選手では1・9％で、一般の0・1％より19倍も高いものでした。

ボクシングやサッカーでも、将来認知症になりやすいという報告があります。頭部の打撲は認知症の大きな危険因子です。くれぐれもご注意を。

40代からの運動は、仲間と一緒に日替わりメニューで！

5 散歩は「ボケ予防」の王道！

ウォーキングの「ボケ予防」効果について調べるために欧米の研究論文を読んでいて、いつも不思議に思うことがあります。どの論文にも「30分のウォーキングなど」とあるだけで、具体的にどこをどうやって歩いているかは書かれていないのです。ニューヨークでの研究に基づいた論文に書かれているウォーキングは、ひょっとすると室内のルームランナーの上での「ウォーキング」なのかもしれません。

その点、私たち日本人の場合は、散歩とウォーキングとをはっきり区別しているように思います。日本人にとって散歩は単に歩くだけでなく、春は桜の花びらが舞う中で、夏は蝉時雨《せみしぐれ》を浴びながら、秋は紅葉に華やかさと哀《あわ》れを感じ、冬は突然の雪に心ときめかすというように、**豊かな四季の移り変わりを肌で感じることができる、五感刺激療法**でもあるのです。

散歩にはさらに、次のような長所もあります。

ルームランナーならパジャマでもできますが、散歩となるとご近所さんに挨拶《あいさつ》もしなければならず、あまりヘンな格好で出かけるわけにもいきません。身だしなみを整えるのも「ボケ予防」にはよいのです。

ですから、**「散歩はすべての健康法の王道である」**と医師の間でもいわれています。「ボケ予防」の効果においても、散歩はウォーキングの効果をはるかに上回るものであると考えられています。

私は「ボケ予防」効果を最大限に引き出すために、**単なる散歩ではなく、「プラスアルファ散歩術」をおすすめ**しています。「プラスアルファ」とは、せっかくの散歩を有酸素運動だけの効果で終わらせるのではなく、普段の散歩に何かを加えて、より有意義で効果的な運動にしよう！という提案です。

散歩に出かける前に、まず小さなリュックサックを用意してください。その中に５００mlの水を入れたボトル、タオル、そしてメモ帳とペンを入れます。このくらいの量の荷物なら背負ってもほとんど苦にならないはずですし、リュックサックを背負うことで、背筋が伸びて、姿勢よく歩くことができます。

また、転倒した場合にも、リュックだと両手を使って体を支えることができるので、骨折など大ケガの危険が激減するはずです。

プラスアルファ散歩術

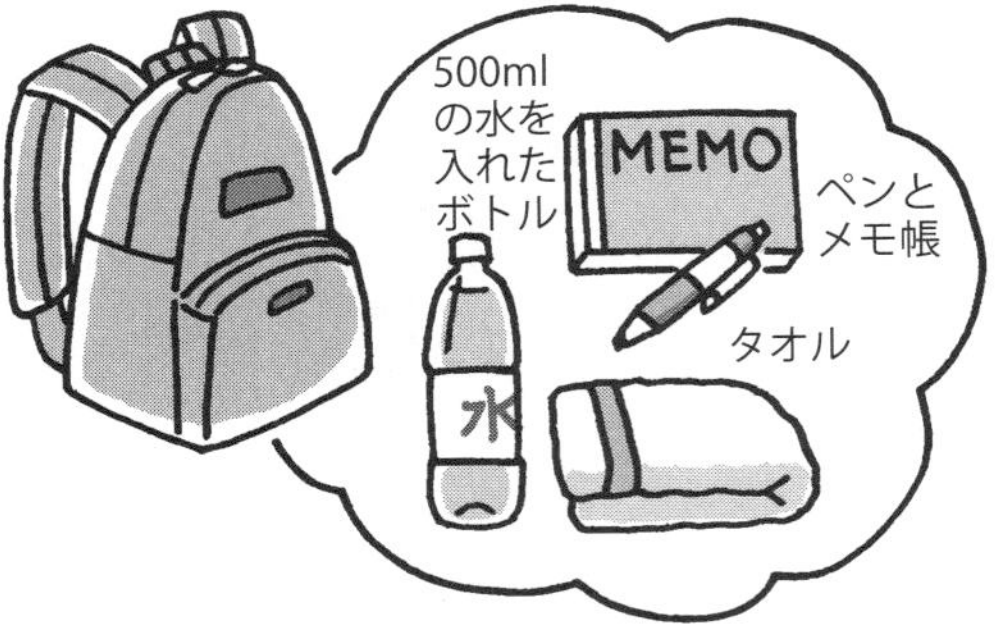
500ml
の水を
入れた
ボトル
MEMO
ペンと
メモ帳
タオル
水

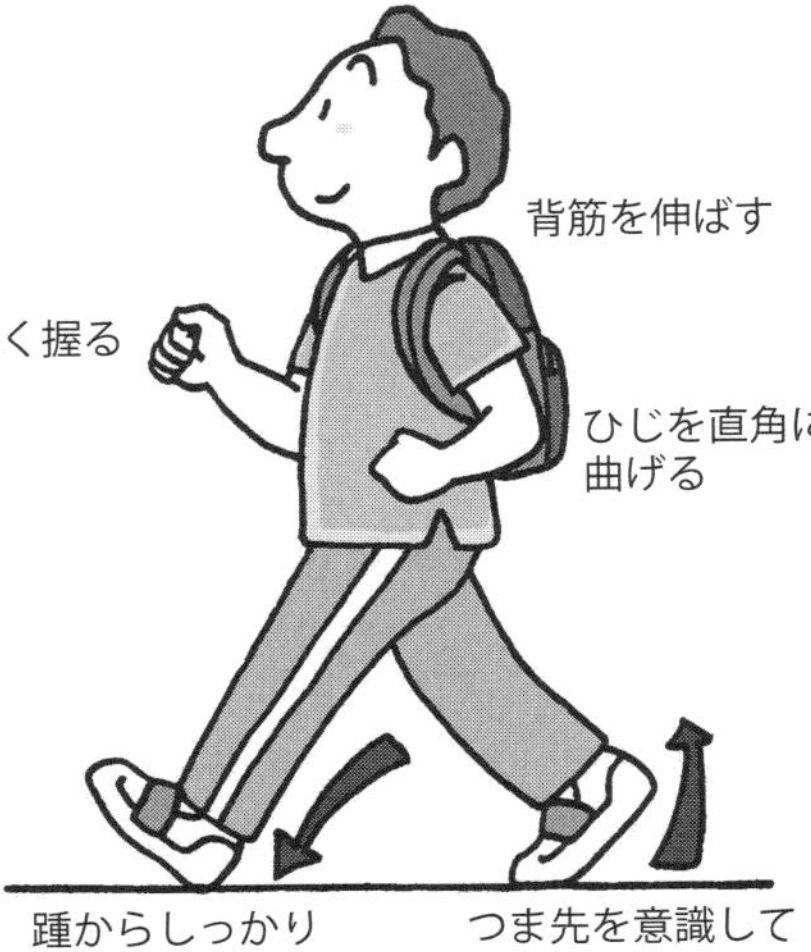
背筋を伸ばす
手を軽く握る
ひじを直角に
曲げる
踵からしっかり
着地する
つま先を意識して
足を地面から離す

リュックサックを背負い、はきなれたスニーカーで、さあ、出発です。

まず、歩く姿勢ですが、背筋を伸ばすことを意識します。臍下丹田《せいかたんでん》（ヘソの少し下のところ）に重心を意識すると、背筋がピンと伸びます。腕の振りは、軽く手を握り、ひじを直角に曲げて、呼吸を意識しながらリズミカルに。

足運びについてですが、これまでは自己流で歩いていたわけですが、「プラスアルファ散歩術」の場合は、足の裏を着地させる方法がポイント。足裏全体で一気に地面を踏みしめずに、踵《かかと》から着地して、足裏の重心を次第につま先に移す。最後につま先を強く意識して足を地面から離します。

歩く速さは軽く汗ばむ程度。暑過ぎたり寒過ぎる時間帯は避け、汗をかいたら、持参した水を飲みましょう。

さて、メモ帳とペンは何に使うのか。それは、日記のネタの記録です。

心情的なことよりも、一日の行動を簡単に記録する行動日記をつけている人は別ですが、印象に残ったことを日記につけている人は、日常生活の中でネタを見つけるのはなかなかたいへんです。夜、日記を書こうと机に向かっても、ネタのない日やよい文章が浮かばないこともあるでしょう。

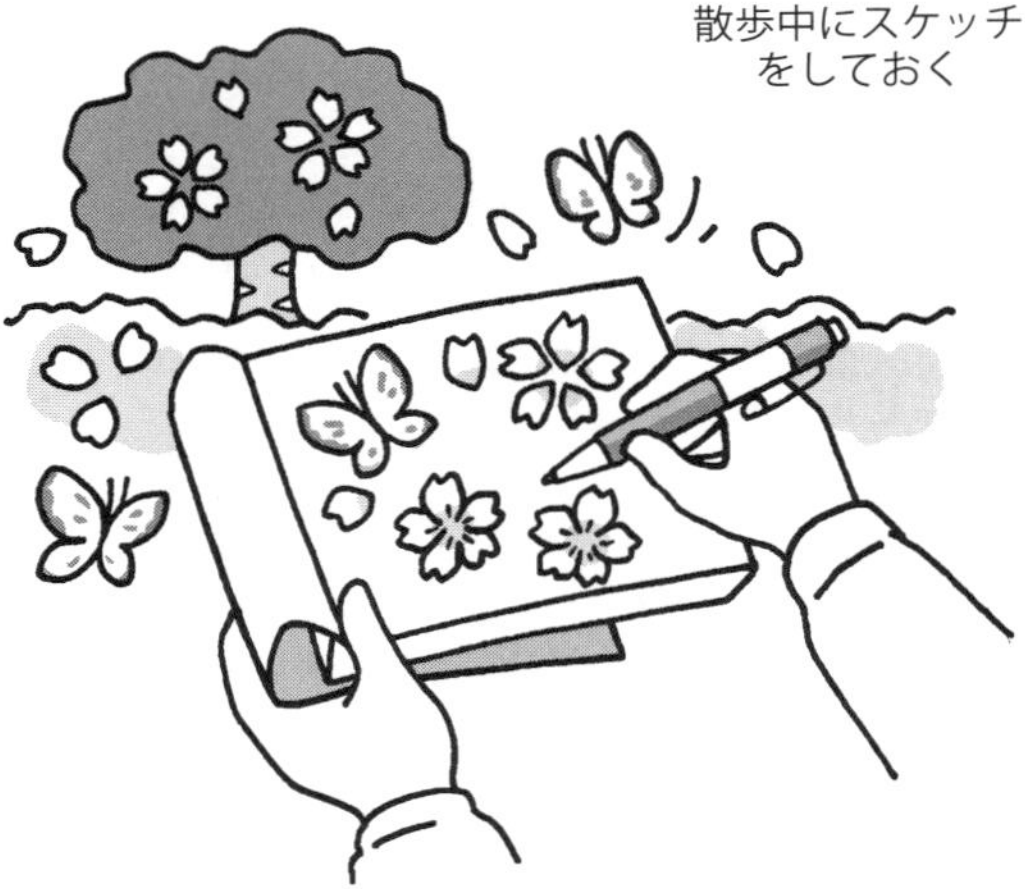

ところが、歩いている時は散歩の脳活性効果で、よいフレーズやアイデアが次々と浮かんでくるのです。この効果を利用して、散歩の最中に頭に浮かんできたことを、忘れないように記録しておけば、日記を書く時に役立ちます。

また、あらかじめテーマを決めておく方法もあります。たとえば、散歩のテーマを「四季の風物」にした場合は、四季の移り変わりを表す象徴的なものを見つけて描写するのです。自然を描写したメモの傍《かたわら》にスケッチを添えておくとよいでしょう。

スケッチする場合、全風景を描くのは大変なので、道端の草花など簡単に描けるものでかまいません。絵が苦手な人は、デジタルカメラで撮影してください。

ここでのポイントは、散歩を単なる有酸素運動としてとらえるのではなく、日記のネタを仕入れるために、**五感をフルに研《と》ぎ澄《す》ませながら、意識して歩く**ことなのです。

日記は誰かに見せる必要がないし、気兼ねなく自分の考えを自由に主張できるので、ストレスの解消にもなります。

さらに、小論文風に文章を書くためには、客観性が必要になるので、自分の思考パターンをもうひとりの自分が眺めてモニターする脳力が鍛《きた》えられます。

「ボケ予防」の基本は、他人との社交にあります。しかし、自分が気づいてない「もうひとりの自分」とじっくり対話することも、立派な「ボケ予防」なのです。

40代からの散歩は「取材モード」でメモをとりながら！

6 「ボケ予防」に効く「家事療法」とは?

「家事をしっかりとやる人はボケにくい」ということを数字で示した研究結果があります。前述したニューヨーク・ブロンクス地区の75歳以上の住民、469人を対象とした研究では、**家事をしっかりとやっている人は、そうでない人より認知症になる確率が12%低くなった**という結果が報告されています（59ページ参照）。

しっかりとやる家事は、体も頭も使う、なかなかの重労働です。

たとえば料理。まずは買い物ですが、カゴにたくさんの食材を入れて歩くことは、かなりの運動です。手ぶらの散歩より、運動量が多くなります。次に調理ですが、頭を使って段取りを決める必要があります。鍋《なべ》を火にかけながら同時に野菜を刻んだり、いくつもの作業を効率よくこなさなければなりません。このプロセスが、前《ぜん》頭葉《とうよう》を活性化させ「認知予備力」を強くするので、「ボケ予防」に有効なのです。

しかし、無意識に何気なくする家事ではダメで、「ボケ予防」の観点からすると、効果が上がりません。ルーティンワークとしての家事では、脳内の反射的なネットワークだけが使われ、「ボケ予防」に重要な前頭葉機能はあまり使われないのです。

家事で有効に「ボケ予防」をするには、次のような5つのポイントがあります。

①掃除はホウキとチリトリで

掃除機を使うと掃除は楽ですが、体も脳もあまり使いません。一方、ホウキとチリトリで掃除をすると、かなりの運動量になります。さらに、両手に違う道具を持ち、同時に別の動きをする作業なので、脳の広い領域が刺激されます。

②包丁で皮むきをする

手先の器用さが要求される作業では、集中力・注意力が高まります。これが前頭葉の活性化につながります。

③スイーツは手作りを

きれいでおいしそうな出来上がりをイメージして、段取りよく飾り付けをする。この作業で脳の「遂行《すいこう》実行機能」が使われ、前頭葉の働きを高めます。

④旦那さん（奥さん）の洋服をアイロンがけする

洋服はクリーニングに出したほうが、手間が省《はぶ》けてきれいに仕上がるかもしれ

家事療法５つのポイント

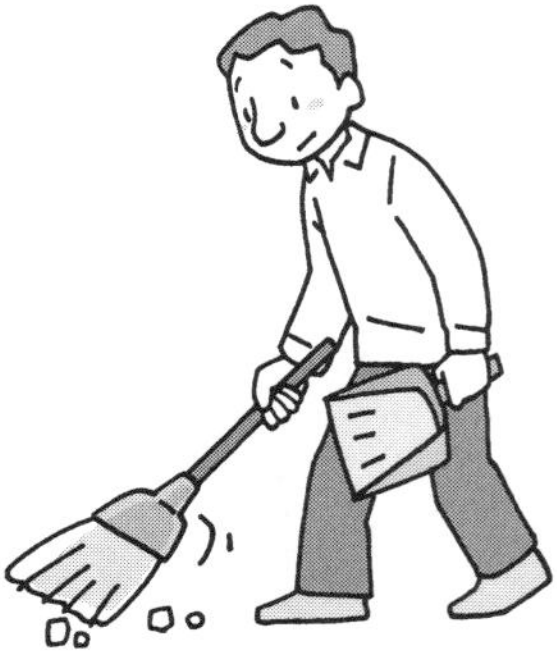

①左右の手を別々に動かす

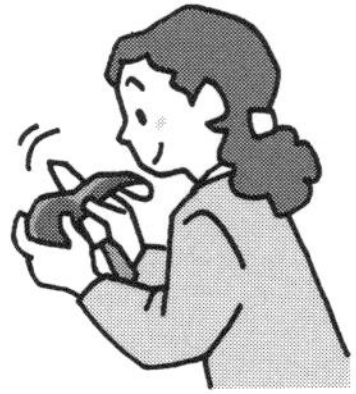

②集中し注意して作業する

③段取りよく進める

④気持ちを込めて行う

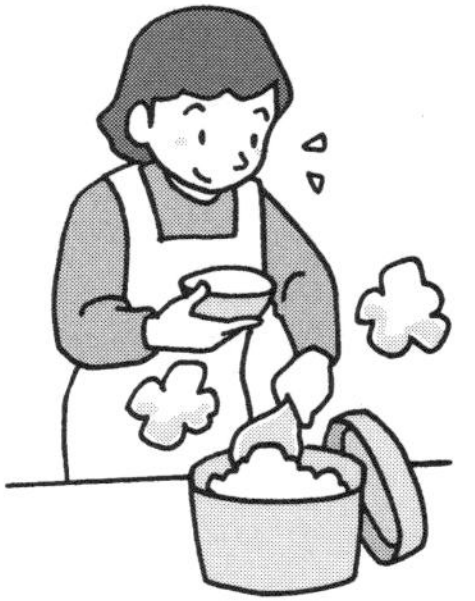

⑤普段と違う感覚を体験する

ません。しかし「ボケ予防」のためには、「心を込めて」アイロンがけを。旦那さん（奥さん）に感謝の気持ちを込めて健康を祈りながら……。心を込めて家事をすることで、脳内ネットワークが刺激を受け、前頭葉が活動するのです。後項でも述べますが、女性はときめいて、自然なエストロゲンを分泌するのが何よりの健康法なのです。

⑤ご飯を利《き》き手と反対の手でよそう

普段と違う感覚や体験をすることがポイント。予期せぬ出来事に対応していくことで、眠っている脳内ネットワークが刺激され「ボケ予防」につながります。

これら5つの方法で家事をしている時の脳機能を、諏訪東京理科大学の篠原菊紀《しのはらきくのり》教授の研究室で、多チャンネル近赤外線分光法によって測定したところ、より前頭葉が活性化されることが確認されました。**「認知予備力」を高めるには前頭前野《ぜんとうぜんや》を活性化する**ことが不可欠なのです。

40代からは心を込めて家事をしよう！

7 40代からは「聴覚」を意識的に鍛える！

ニューヨーク・ブロンクス地区の余暇《よか》活動と認知症の発症率を調べた研究では、**楽器を演奏する趣味は、認知症になるリスクを3分の1に軽減**しています（135ページ上段参照）。さらに、**ダンスをする趣味では効果がより高く、約4分の1に軽減**しています（59ページ参照）。どうやら**音楽は「ボケ予防」に効果**がありそうです。

聴覚を刺激することは、認知機能に関係している脳（扁桃体《へんとうたい》・海馬《かいば》・前頭葉）の活性化に非常に重要です。しかし、「聴覚」は「視覚」以上に積極的に意識して刺激しなければ、発達させることができません。

現代人の「聴く力」は著《いちじる》しく退化しています。**「聴覚がボケている」**といっても過言ではないでしょう。

最近のテレビ番組では、お笑い芸人などの会話に合わせて画面の下に字幕テロップが出るようになっています。外国映画の吹き替えならいざ知らず、この現象は、現代人の聴き取り能力が著しく衰《おとろ》えていることに気づいたテレビ局スタッフによる工夫なのでしょう。

しかし、このような**テレビ番組を見続けると、ますます私たちの聴覚は衰えていきます**。なぜなら、目からの情報と耳からの情報、同時に刺激を受けた場合、どうしても視覚のみが働いて、聴覚は遮断されてしまうからです。

そこで、**聴覚を鍛えるには、視覚に頼らない環境をつくること**が最適です。

たとえば、テレビよりラジオでニュースやスポーツ中継を聴く。散歩の最中、公園などで目を閉じる時間を持つ。都会の真ん中でも目を閉じて耳を澄ますと、自動車などの騒音のほかに、鳥のさえずりや虫の声などが聞こえてくるはずです。

また音楽には、単なる聴覚刺激以上の効果があります。楽器演奏やダンスには、指先の細かな動きや軽やかなステップなども必要となるので、身体活動も兼ねているからです。

「ボケ予防」に音楽の力を借りようと思う方は、楽器の演奏に挑戦してみてください。「音楽は好きだったけれど、演奏することには興味がなかった」という人のほうが、楽器演奏による「ボケ予防」効果が高い可能性があるのです。

音楽で聴覚を鍛えボケを防ぐ

グループでの楽器演
奏は協調性も加わり
より効果的

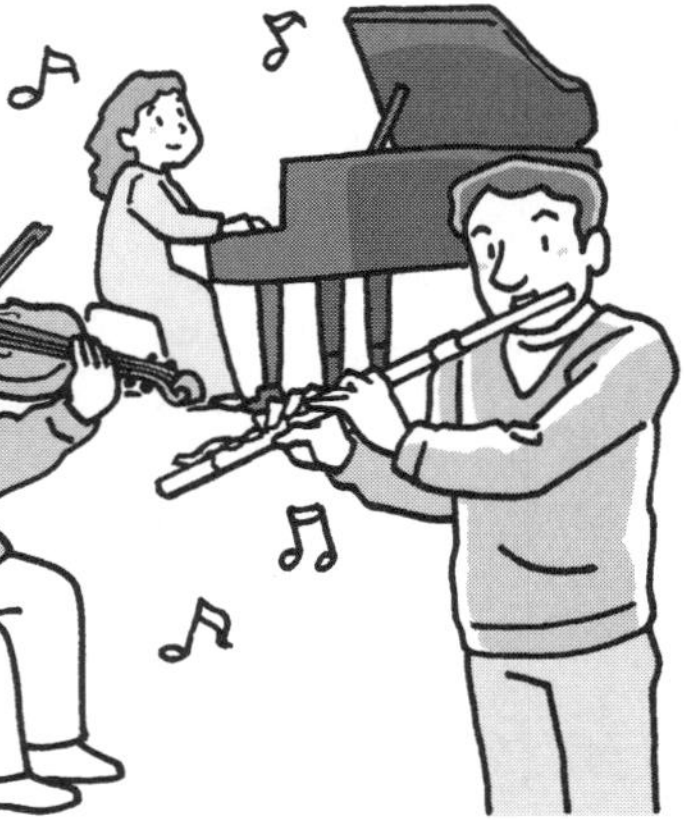

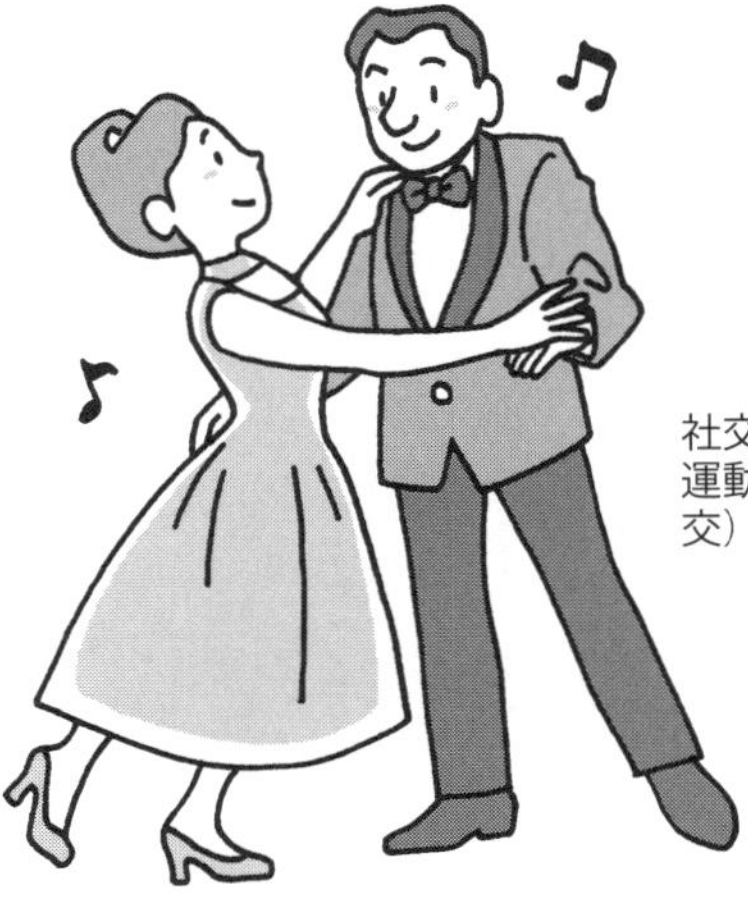

社交ダンスは音楽、
運動、ときめき（社
交）の三拍子が揃う

ミュージシャンのように、普段から楽器に慣れ親しんだ人が演奏しても、脳はあまり刺激されません。ところが楽器演奏に初めて挑戦する人が、四苦八苦しながらやっている時の脳は、より強く刺激されることが脳画像の研究で明らかになっています。

この研究は、楽器を演奏している最中の脳の活性化を調べたものですが、今まで**弾けなかった楽器が弾けるようになるという達成感は、前頭葉を強く刺激する**のです。実は、この「前頭葉への刺激がさらなる意欲を呼び起こし、その人に新たな行動を起こさせる」というのが、私たちの脳の仕組みなのです。まずは、ギターをポロンとやってみることからすべてがはじまるのです。

さらに、合奏やコーラスなどは、人と協調しながら行う社交性の高い音楽活動です。また、ダンスも社交ダンスともなれば、音楽性と身体性に加えて、ときめきの要素もあるので前頭葉を刺激するのかもしれません。

40代からの手習いには、楽器演奏と社交ダンスがおすすめ！

8 野菜づくりで脳の機能退化を防ぐ！

ゲームや読書のような知的活動や運動、外出などの余暇の過ごし方の「ボケ予防」効果を調べた研究は、数多くあります。しかし「自然と触れ合うことが人間の脳にどのような影響を及ぼすか」という観点に立った疫学調査は、私が調べた範囲ではなかなか見つかりませんでした。唯一、それらしきものは「ガーデニング」が「ボケ予防」に有効らしいという報告です。

この研究をしたのはフランスのファブリゴールらです。彼らは、旅行の「ボケ予防」効果を調べた人たちです。フランス人ならではのユニークな視点を持っているといえるでしょう。

彼らによれば、ガーデニングを日常的にする人たちは、そうでない人たちと比較して認知症発症リスクが53％であったということです（135ページ下段参照）。つまり、**庭仕事をすれば、認知症の発症率をおよそ半分に減らすことができる**というわけです。

都市社会を生きる人間の聴覚機能がボケてきていることは、前の項目でも述べましたが、実は現代人の「見る」「聴く」「触る」「嗅《か》ぐ」「なめる」という、五感のすべてが昔に比べて退化し、劣ってきています。この**五感機能と脳内ネットワークは、使わなければどんどん退化して「ボケ」ていきます**。みなさんの今日一日の行動を振り返ってみて、「私は確かに感じた」と認識できるものを思い出してみてください。

ひょっとすると、朝の通勤電車の中では新聞を読んだだけ、オフィスではパソコンとにらめっこしただけ、帰りの電車では携帯電話でメールをしただけ、帰宅してからはテレビを見ただけ……というように、一日中、平面的で小さな視界を至近距離で見ていただけだったのではないでしょうか？

携帯電話の画面やパソコンのような、単調な視覚情報からでは、脳はパターン化した反応しか示しません。本来、動物が持っている、エサを獲《と》るために遠方を凝視《ぎょうし》して集中力を持続させる働きや、視界に思わぬ獲物が飛び込んできた時に反応・感動する働きを持つ脳内ネットワークが、どんどん退化していくことになるのです。

退化している五感機能を取り戻すには、郊外の雑木林や渓谷《けいこく》などのような、直接自然に触れることができる場所へ行って、バードウォッチングや植物採集などをしたり、遠くの山々を見たりするのが最適です。しかし、毎週末、郊外や山に出かけるのは難しいでしょう。ですから、「ガーデニング」が手軽でおすすめです。

自然を肌で感じる触覚刺激法としては、**裸足《はだし》でのガーデニング**をおすすめします。大地の感触を素足で感じて（土の上でなくても、ベランダでも裸足になると不思議と大地を感じます）、土や草花の匂いを嗅ぎ取る。日々、生長する草花や野菜を愛《め》でる視覚刺激は、パソコンや携帯電話の画面からのそれとは別物です。

自分で育てた野菜が食卓に上がれば、その味は特別のものでしょう。私の「もの忘れ外来」を訪れる方の中でも、**農家にはボケないで健康長寿の方が目立つ**のは、偶然ではないのかもしれません。

私たちの、動物としての五感能力の刺激は脳内ネットワークを活性化させます。眠っている五感能力を取り戻す行動は、「ボケ予防」の刺激となり得ます。

40代からはパソコン画面ばかりでなく緑を五感で体験しよう！

9 旅行は脳機能を高める最適の趣味！

旅は非日常的な空間を訪れ、自然と触れ合い、運動にもなる。知的刺激や運動性、社交性のいずれをも満たしてくれる、まさに「ボケ予防」に最適な趣味といえるでしょう。実際、**「旅行を愛する65歳以上の人は、認知症になる危険が48％になる」**というフランスのファブリゴールらの研究があります（１３５ページ下段参照）。

旅行では、計画どおりに物事を遂行《すいこう》する「遂行実行機能」と、予期せぬ出来事に対応する「柔軟性《じゅうなんせい》の脳機能」のふたつが駆使《くし》されます。ボケないタフな「認知予備力」をつくり上げていくには、まさにこの２種類の機能に刺激を与える必要があります。

ではここで、２タイプの旅行スタイルを紹介します。

まずは「綿密計画スタイル」。この場合は旅先を海外のような大げさな場所にせず、隣町や通勤途中に通る駅などにします。最初は情報収集です。インターネットや雑誌を使えば、対象が隣町であっても、かなり詳しい交通・地図の情報が入手できます。目的の町で見てみたい町並みや史跡、公園、そして食べてみたいメニューがあるレストランなどをピックアップ。インターネット上の書き込み情報も役立つはずです。

次に、地図上でそれらの場所に印をつけて、距離や交通手段を考慮して、分単位で訪ねる順序を決定し、綿密な計画を練り上げていきます。使う交通手段も、ありきたりの鉄道やバスではなくて、コミュニティバスやレンタサイクル、連絡船（水上交通）などの手段が可能かどうかなど、細かく調べます。

リュックサックに水とタオル、メモ帳、ペンを入れて、さあ、出発です。**「綿密計画スタイル」では、脳の前頭葉の計画性、固執性《こしつせい》、遂行実行機能が鍛えられます。**

これと対照的なふたつ目の旅行スタイルが「行き当たりばったりスタイル」。事前に決めるのは行き先だけにして、現地情報はいっさい仕入れないようにします。先入観に縛《しば》られない、自分の感性が勝負の旅行スタイルなのです。

行き先が有名な観光都市や言葉が通じない外国であれば、「ボケ予防」効果はより高まります。見聞きするものや食べるもの、すべてが目新しい見知らぬ土地で、旅行ならではの喜びを得るために、五感を研ぎ澄まさなければならないからです。

観光地の適当な場所で乗り物から降りたら、まずはその町の匂いを感じ取ります。どんな人がいて、何を食べているのか、といったことに目を光らせましょう。

観光名所を探す前に、その日の宿を確保します。空港や駅などの観光案内所で宿を斡旋《あっせん》してもらってもかまいませんが、ここはひとつ自分の足で探し歩いて、実際に目で見て気に入った宿に泊まりましょう。

落ち着いて宿を探すためには、荷物を最小限に抑え、泊まる予定の町に午前中に入るのがポイント。きれいな建物やレストランが近くにあり、安全で閑静《かんせい》な通りに面した、こざっぱりとした宿を見つけたら、フロントに飛び込んでみましょう。言葉が流暢《りゅうちょう》に話せなくても、手振りや筆談で通じるものです。

東南アジアやヨーロッパなどの有名な観光地では、予約なしで行っても、変な顔をされたり宿が取れないことはまずありません。心に余裕のある方は、宿代を大きく値切ることも可能です。

宿が決まったら、次はおいしいものを食べに行きましょう。東南アジアでは屋台で食べるのが最適。屋台では、直接人々の活気に触れることができますし、視覚と嗅覚《きゅうかく》によって、陳列されている食べ物を確認することができます。言葉が通じなくても指さしで、「これをください」と意思表示することができます。

屋台の少ないヨーロッパなどでは、まず市場に行ってみましょう。食材を見て回りながら、ご当地のおいしそうなハムやチーズ、魚、野菜などの単語を覚えるのです。覚えられなければ、市場の人にメモに書いてもらいます。

夜、そのメモを携《たずさ》え、地元で人気のレストランへ出向きます。ビールでも注文した後、メモを見ながら食材の名前を伝えれば、おいしいものを運んできてくれるはずです。そして次の日は、宿のスタッフおすすめの名所へ足を運んでみましょう。

旅行を終えて帰宅してから、初めて今回の旅行先のガイドブックを開いてみましょう。そして、自分が名所・旧跡や有名な繁華街、レストランなどをはずしてしまっていることを楽しむのです。この旅行法こそが、**何が起こるかわからない人生に対して立ち向かう脳力を高める方法**といえます。

旅先で本物の史跡を見るよりも、持参したガイドブックを読む時間のほうが長くなる傾向にある私たち日本人には、少々、チャレンジングな旅行法かもしれません。

40代からはガイドブックに頼らず自分流の旅を！

10 「ボケ予防」のために堂々と昼寝を！

「昼寝をする人はボケない」という研究報告は、日本から発信されています。

筑波大学の朝田《あさだ》隆《たかし》教授が、まずは疫学研究で昼寝の習慣（頻度と時間）と認知症発症率との関係を調べたのです。その結果、**短時間の昼寝の習慣のある人たちは、認知症になりにくかった**という結果が出たのです。

そこで、朝田教授はこの研究をベースに、茨城県利根町《とねまち》でさらに生活習慣に積極的に介入する研究を行いました。ボケ予防に効果がありそうなこれまでの知見《ちけん》を踏まえ、健常者に積極的にそのライフスタイルを導入してもらい、効果を調べるというもので、65歳以上の住民４００人に30分以内の昼寝などを中心とした生活習慣を実践してもらったのです。

その結果、介入しなかった１５００人と比べて、認知症の発症が４分の３になったのです。さらに**昼寝グループは記憶テストの成績も向上**したというのです。

睡眠は、疲れた心と体を休め健康を保つ、不思議な生命現象。どんなに疲れても、どんなに心が傷ついても、ぐっすり眠れば元気になります。

睡眠中に認知能力が増強する効果は脳科学でも説明されています。睡眠というのは外界からの邪魔な情報や雑念がシャットアウトされた状態です。起きている時に見聞きした必要な記憶が、脳内で自然に再現・整理されています。ですから**受験生は、朝まで徹夜で勉強するよりも、深夜に勉強を切り上げて、しっかり眠ったほうが成績が上がる**ことに気づいているでしょう。

自転車に乗る、スキーで滑るなどの体で覚える技能（「手続き記憶」）も同様で、寝ている間に脳内でシミュレーションされ、研ぎ澄まされていきます。

もちろん、起きていても情報は脳内で整理することができますが、日中は外界からの刺激が多く、邪魔される傾向があるのです。

ただし、これらの**睡眠中の学習増強効果は、起きている間に一生懸命、勉強したりトレーニングをした場合にのみ働く**脳機能であることもお忘れなく。

ミクロの研究でも、傷ついた神経細胞が睡眠によって修復されることが証明されています。さらに２００９年、スタンフォード大学の研究で「**十分な睡眠によってアルツハイマー型認知症が予防できる可能性がある**」との結果が報告されました。

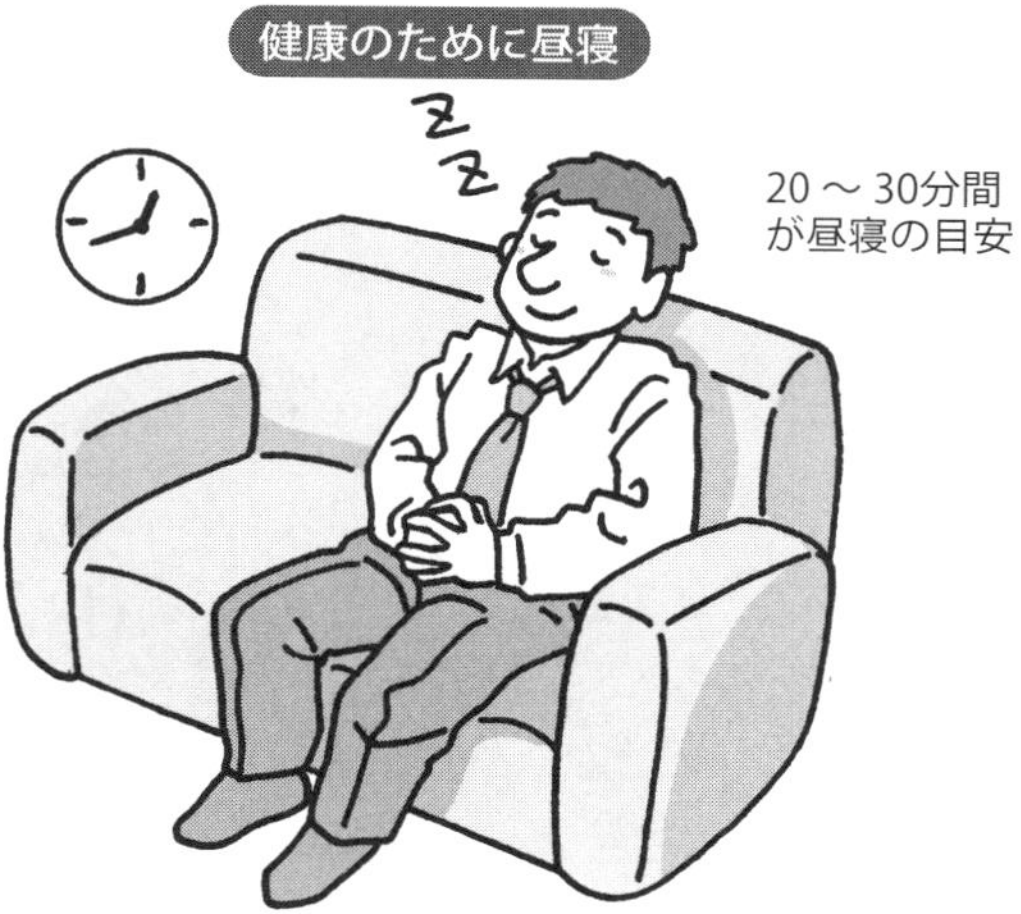
健康のために昼寝
Z Z Z
20 ～ 30分間
が昼寝の目安

アルツハイマー型認知症は、脳内にアミロイドベータ（Aβ）という異常なたんぱく質が蓄積するのが原因と考えられています（205ページ～参照）。

研究チームは、遺伝子操作でアルツハイマー型認知症にかかりやすくしたマウスの脳内を観察。**Aβは起きている時に増え、睡眠中に減る**ことに気づいたのです。起きている時間が長いマウスでは、Aβの蓄積が進むことを確認。不眠症の治療薬を与えると、その蓄積は大幅に減ったのです。

40代からは昼休みにぼーっとせず20～30分間居眠りしよう！

11 欧米人の長寿食、「地中海式ダイエット」とは？

魚や野菜など、個別の食材とアルツハイマー型認知症との関係については、数多く報告されてきましたが、一般的な食事の様式（たとえば「日本食」や「フランス料理」など）との関係については、報告されてきませんでした。

ところが２００６年、ようやく食事の様式とアルツハイマー型認知症との関係を調査した、「地中海式ダイエットとアルツハイマー型認知症の危険」という論文が、アメリカの食生活の疫学研究者スカルミスによって発表されました。

この「地中海式ダイエット」の「ダイエット」という言葉は、私たちが普段使っている、美容や健康保持のために食事の量や種類を制限するという意味ではなく、「伝統的な規定のある食生活」のことを意味します。

今日、「地中海式ダイエット」といえば、「１９６０年代のギリシャ・クレタ島の伝統的な食事法のこと」と定義することが多いようです。

地中海式ダイエットには、次の４つの特徴があります。

①毎日、一年中、野菜・果物・穀物・豆類を、種類も量も豊富に食べること
②オリーブオイルを多用すること
③低脂肪の乳製品を毎日、少量摂ること
④動物性脂肪は魚を中心に摂ること

地中海に浮かぶクレタ島では１９６０年代、アメリカやほかのヨーロッパ諸国よりも貧困で、衛生環境も劣悪《れつあく》であったにもかかわらず、成人の平均寿命は世界一でした。また近年では２００８年、ＷＨＯ発表の「健康平均寿命」でイタリアの中にあるサンマリノ共和国が世界1位、イタリアが7位、モナコが8位、フランスが9位、スペインが12位と、上位に地中海沿岸諸国が名を連ねています。

学者たちは、この地域の健康長寿には「地中海式ダイエット」が大きく関係しているのではないかと考えていました。そして２００６年のスカルミスの研究によってはじめて、**「地中海式ダイエット」にはアルツハイマー型認知症の予防効果があること**、それも、その効果は極めて高いことが突き止められたのです。

この研究では、ニューヨーク在住の健康な高齢者２２５８人を4年間観察。参加者の食事内容を分析し、93ページの図のような「地中海式ダイエット」に照らし合わせて、0〜9までのスコアを与えました。「地中海式ダイエット」の原則に従って食事をしている人ほどスコアが高いということになります。その結果、原則に忠実に食事をした人たちは、アルツハイマー型認知症になる危険がかなり低くなることがわかったのです。

数字でいうと、スコアが1つ増えるごとに、アルツハイマー型認知症のリスクが10%低下したのです。また、スコアの上位3分の1に属する人は、下から3分の1に属する人より、約40%もアルツハイマー型認知症になるリスクが低くなったのです。

この**「地中海式ダイエット」は伝統的な和食メニューに似ている**ことに気づかれた方も多いと思います。そうなのです。和食も総摂取カロリーや摂取動物性脂肪は抑え気味なのに、穀物や豆類、野菜や魚を多く摂るので、いろいろな種類のビタミンを効率よく摂取できる、優れた健康食なのです。

40代からは健康長寿のために伝統的な和食を見直そう!

地中海式ダイエット

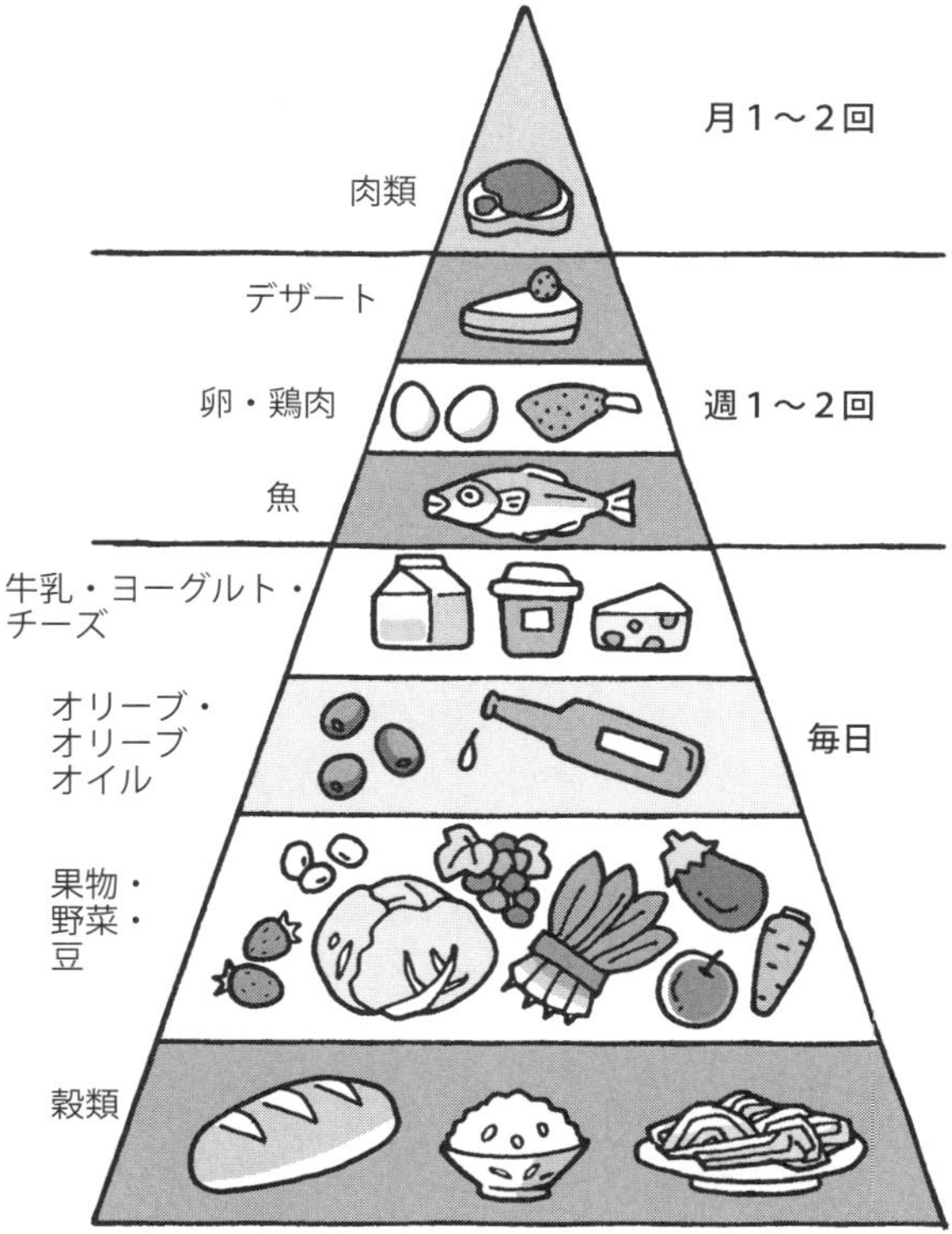

食事中にグラス1 ～ 2杯の赤ワインを飲むことも「地中海式ダイエット」では推奨

12 適度な飲酒は「ボケ予防」につながる!

「酒は百薬《ひゃくやく》の長《ちょう》」と昔からいわれ、適度な飲酒は健康維持に役立ち、長寿をもたらすと考えられています。確かに、酒を飲むとストレス解消になって嫌なことも忘れて元気が出たり、人とのコミュニケーションを円滑《えんかつ》にする効果もあります。

医学的に見ても、適度の飲酒には「血液サラサラ」効果があり、心筋梗塞《しんきんこうそく》や狭心《きょうしん》症《しょう》などの心臓病の予防に効果があることは、動物実験だけでなく、膨大な疫学調査から明らかになっています。

酒の本体であるエチルアルコールは、動物実験レベルでは、動物の脳を形成する神経細胞にとって明らかに毒性を持ちます。しかし、普段の飲酒が私たち人間の脳にどのような影響を及ぼすのかは、動物実験でわかることではありません。

そこで、私たちの日常生活に密着した疫学研究の必要性が生じてくるのですが、最近の研究で**適度の飲酒は「ボケ予防」によさそうだ**という結果が出てきています。

次のグラフで示したように、ワインの名産地、フランスのボルドーで行われた住

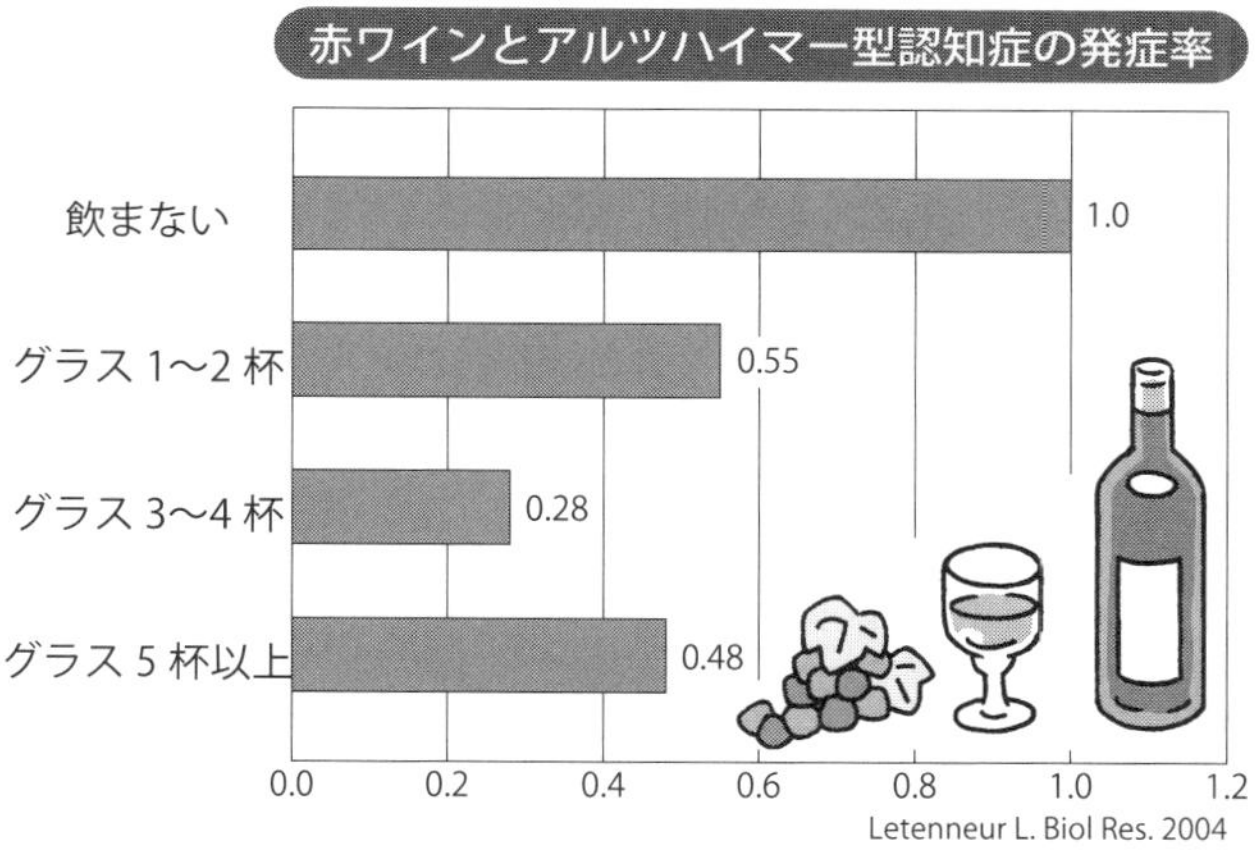

民調査では、65歳以上の高齢者を対象に、毎日の赤ワインの飲酒量とアルツハイマー型認知症の発症率との関係が調べられました（3年間の前向き研究）。

その結果、赤ワインを１日にグラス３〜４杯（２５０〜５００ml）飲んでいる人は、まったく飲まない人と比較して、アルツハイマー型認知症の発症率が何と約４分の１に抑えられていたのです。また、この量が最適な量であって、グラス５杯以上になっても、グラス２杯以下になっても、アルツハイマー型認知症の発症率は高くなることがわかりました。

ただし飲酒の場合、人種によって最適な量が異なる可能性があるので要注意。

実は、日本人は世界では酒が弱い民族として有名なのです。日本人の酒豪に比べて、欧米人や中国人の酒飲みの飲酒量は半端ではありません。前述のボルドーの研究でも、驚くべきことに、65歳以上で毎日赤ワイン500mlを飲み続ける人を一般的な人たちとしているのです。日本人であれば、これはかなりの飲み過ぎです。これではボケる前に肝臓を壊《こわ》して、お迎えが来てしまうかもしれません。

ボルドーの研究以来、ワイン以外にもビールやウィスキーなどの飲酒とアルツハイマー型認知症発症との関係が研究され、結果も報告されています。

それによると、どんな種類の酒でも適量ならアルツハイマー型認知症の危険を軽減するというものもあれば、ビールやウィスキーでは効果がないというものもあります。ただ、いずれの報告も、**アルツハイマー型認知症の予防効果という観点からは赤ワインに軍配**が上がっています。

赤ワインがアルツハイマー型認知症の予防に大きな効果があるのは、**ブドウの皮に多く含まれるポリフェノールが関係している**という学説が有力です。ポリフェノールは、体に悪影響を及ぼす活性酸素《かっせいさんそ》に対抗する抗酸化《こうさんか》物質であるだけでなく、アルツハイマー型認知症を引き起こすアミロイドベータたんぱくという毒素に対抗し

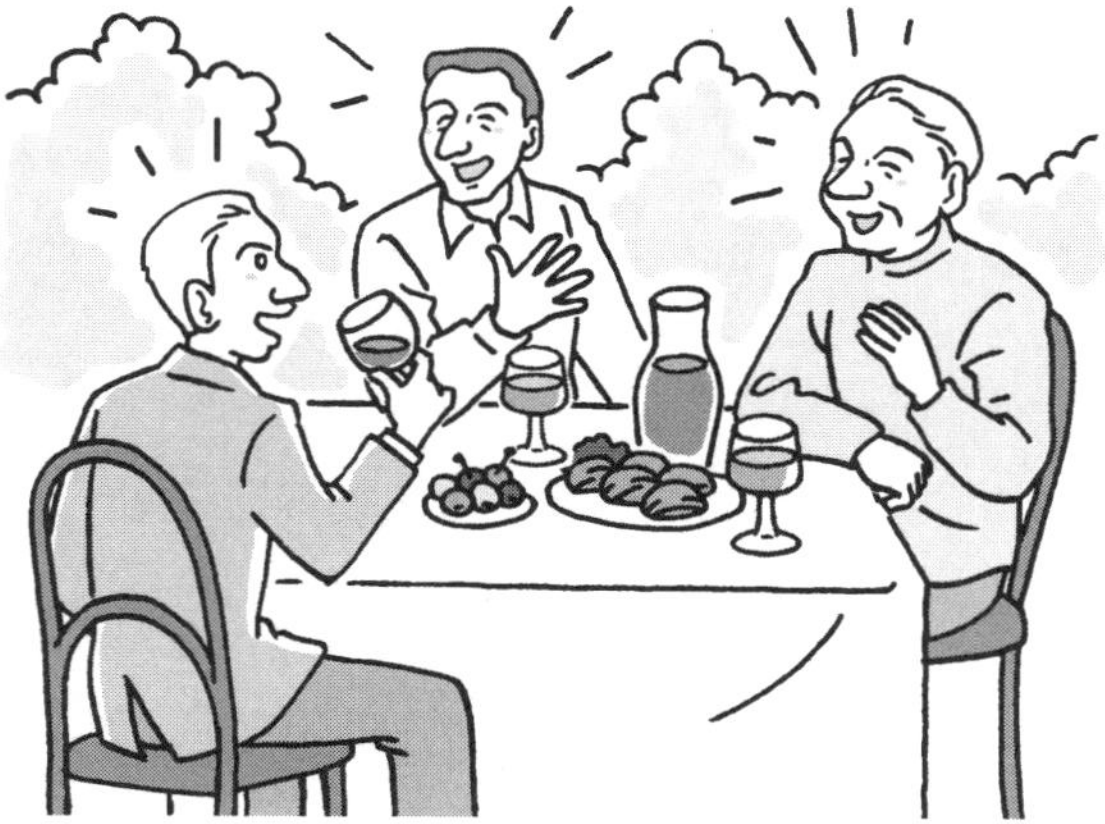

て、脳の神経細胞を保護する作用があることも明らかになっています。

では、ポリフェノール入りの食品やサプリメントだと、効果はどうでしょう？

ヨーロッパのカフェでは、仲間同士でワインを囲み、オリーブやいわしの酢漬けなどをつまみに、談笑している姿をよく見かけます。ボルドーの疫学研究で好成績だった人は、ポリフェノールだけでなく、こうした**ワインのつまみや友人と楽しく語らうという、プラスアルファの効果**があったのかもしれません。

40代からは赤ワイン1日グラス1～2杯を楽しく飲もう！

13 坐禅でストレスと悩みを解消する！

最近、中年期にストレスを抱え込んだり、うつ状態に陥《おちい》った人がその後、認知症になりやすくなるという研究結果が多数、報告されています。

ストレス発散やうつ病予防に有効で手軽にできる、坐禅に取り組んでみましょう。準備するものは、畳一畳分の空間と座布団2枚と線香、服装はトレーニングウエアか、なければパジャマでも結構です。リラックスできるものがよいでしょう。靴下は脱いで、時計やアクセサリー類もはずします。

床に1枚目の座布団を敷き、もう1枚はふたつ折りにして、床に敷いた座布団の上に置きます。そして、ふたつ折りにした座布団を尻の下に敷いて座ります。代わりにクッションでもかまいません。尻の位置を少し高くしたほうが足が組みやすくなり、体のバランスが安定するのです。

坐禅の本格的な坐り方は「結跏趺坐《けっかふざ》」といいます。「結跏」は両足を組むことで、「趺坐」は足の裏を天井に向けて見せることを意味します。

では、実際に坐禅を組んでみましょう。

まず、ふたつ折りにした座布団に尻をのせ、あぐらをかきます。次に、右足を持ち上げて左足の太ももの上にのせます。この時、右足の踵が左太ももの付け根のところまでくるように、深くのせましょう。次に左足も同じ要領で右足の太ももにのせます。

この「結跏趺坐」を最初から完成させるのは難しいので、左右どちらか片方の足の裏を天井に向けて見せるだけの形、「半跏《はんか》趺坐」をまずは目指してください。

ちなみに、半跏趺坐を組む時、右足をのせることを「吉祥坐《きつしょうざ》（悟《さと》りを開いた人の坐法）」、左足をのせることを「降魔坐《ごうまざ》（修行中の人の坐法）」といいます。

足の組み方が決まったら次は手の組み方です。宗派によって異なりますが、本書では最も多くの宗派が取り入れていて、お釈迦様が悟りを開いた時の手の形とされている「法界定印《ほっかいじょういん》」を紹介します。右手の掌《てのひら》に左手の甲《こう》をのせ、両手の親指の先を軽くつけ、楕円《だえん》の輪をつくります。両手でつくったこの形が「法界定印」です。その状態の手を、組んだ足の上にのせます。

足と手が組み終わったら、次は姿勢を意識します。姿勢は尻を突き出すようにし

正しい坐禅の組み方

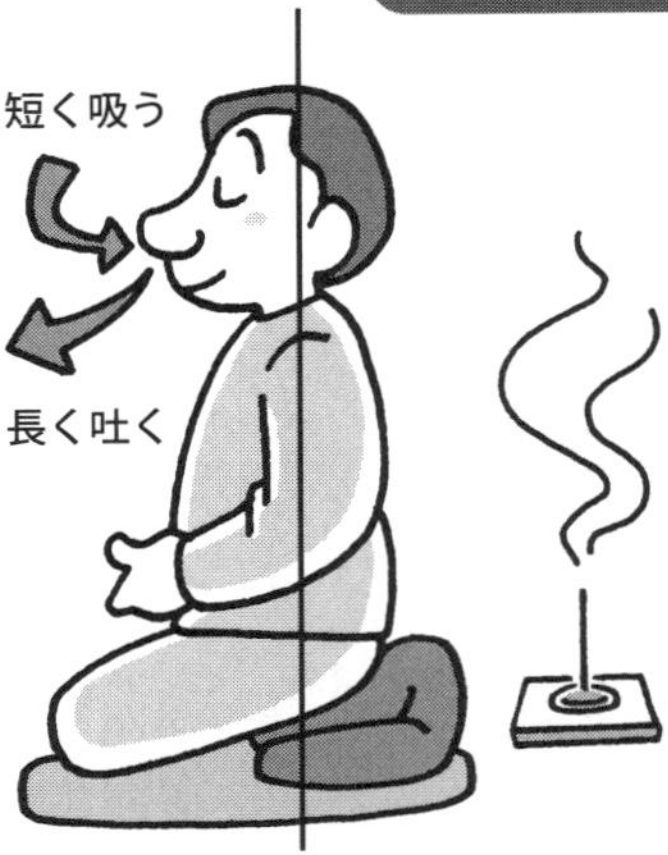

体の中心を棒が貫いているイメージ

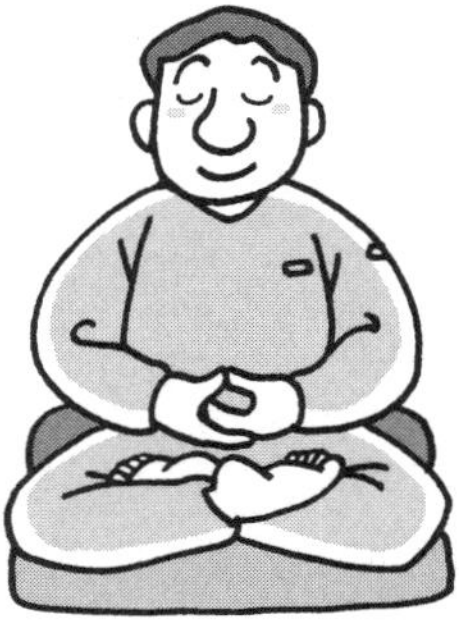

両足裏が見える
「結跏趺坐」

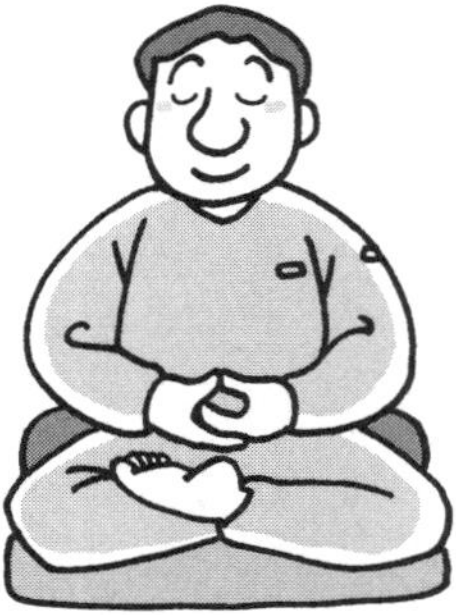

左足裏が見える
「降魔坐」

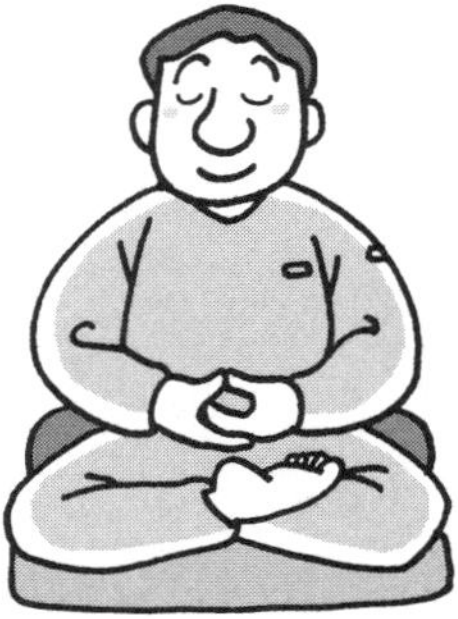

右足裏が見える
「吉祥坐」

て背筋をまっすぐに、アゴを引いて首を伸ばします。目線は斜め下45度に落とした状態。背筋と首が伸びている正しい姿勢なら、約1メートル先のところを見つめる感じになります。そして、肩や胸などの余分な力を抜きながら、今、自分の体の中心を1本の棒が貫《つらぬ》いているイメージ、この1本の棒によって姿勢がしゃきっとしている感覚をつかんでください。

次に呼吸法です。ヘソの下のところにある臍下丹田に「気」を集め、腹を膨《ふく》らませたり凹《へこ》ませたりして、腹で呼吸をします。ゆっくり時間をかけて鼻から息を吐き、吐く時より短い時間で鼻から吸います。鼻の前に1枚のティッシュがあったとしたら、それが揺れないくらい、ゆっくりと穏《おだ》やかに呼吸をします。このやり方に慣れてくると、1分間に1回吐いて吸えばいいだけの呼吸が可能になります。

坐禅の時だけに限らず、**日常生活の中でも呼吸は非常に大事**で、私たちがストレスを感じたり、喜怒哀楽《きどあいらく》に行動が振り回されている時は、呼吸が乱れていることが多いです。もしそのような状況になってしまった時は、この**坐禅の呼吸法を思い出して実行すれば、心に落ち着きを取り戻す**ことができます。

坐禅のために用意するもののひとつに線香を挙げましたが、これは香りによって心を静めるためだけでなく、時間を計る手段として用いられてきました。坐禅の時間は、線香1本が燃え尽きるまでの約40分が基本とされてきました。しかし、最初から40分は難しいので、まずは半分の20分を目指します。線香を半分に折るなどして、20分をはかりましょう。

最近はアロマテラピーブームもあり、いろいろな香りの線香があります。気に入った香りを見つけ、楽しみながら坐禅を続けてみてください。

坐禅を続けると「調身《ちょうしん》、調息《ちょうそく》、調心《ちょうしん》がもたらされる」といわれています。呼吸が安定すると、心も澄んで安定した状態になることを意味します。**「ただ、坐れば、自分の心の奥底にある、ストレスの正体を見つけることが大切**です。

まずは、具体的な悩みごとになっている問題を考えて、それを次の3つに分類してみてください。

①自分が行動を起こせば解決の糸口が見える問題
②悩んでもどうしようもない問題
③時間が経てば解決していく問題

たとえば、嫌な上司との人間関係に悩んでいるとします。

自分の努力によって関係改善の余地があると考えている場合は、悩むよりも、自分が具体的にどう動けばよいかを考えるべきで、これは①に属します。現実に即《そく》した考え方ができると、しだいに憂鬱《ゆううつ》な気分も消えていきます。

しかし、自分なりに策を尽くしたうえで「やはり解決は無理」と判断した場合は、③に分類します。時間が経って上司かあなたが転勤または退職すれば、その人間関係はやがて消滅するのです。そう考えれば、少し気が楽になるはずです。

坐禅を自分のものにしてストレス解消につなげるには、まず、しっかりと形をつくり、呼吸法を身につけましょう。**規則正しい呼吸や修練は、脳の状態を整えている神経伝達物質のセロトニンの分泌によい作用を及ぼす**ともいわれています。**坐禅がうつ状態からの脱却にも効果がある**のは、そのためなのです。

40代からは坐禅を組んで悩みごとを根元から断つ！

14 「ボケる」「ボケない」は学歴より職歴しだい！

教育歴の長さと認知症発症率には因果関係がある、という研究結果を時々見かけます。しかし、このような研究には曖昧《あいまい》な点が多いのも確かです。

教育歴が短かったこと自体が認知症の発症に直接関与しているのか、あるいは、教育歴が短かった人がその後の人生で不健康な生活を送りやすかったことが影響しているのではないか、などが不明だったからです。

そこで、スウェーデンのカロリンスカ研究所のウガンド医師らは、学生時代以後の収入と、高血圧や喫煙などの危険因子の条件を同じにしたグループで、教育歴と認知症の発症率を比較しました。

この調査の対象者は、フィンランドで実施された「心臓血管性危険因子・加齢・認知症研究」の１９７２年、'77年、'82年、'87年の参加者の中から選ばれました。そして、最終的には65〜79歳までの参加者１４４９人について、平均21年間追跡調査を行いました。

その結果、公的な教育期間が5年以下の人と比べ、6～8年までの人は57％、9年以上の人は16％しか認知症になりませんでした。

この研究結果から、「純粋に教育期間が長い人ほど認知症になりにくいのは事実であると証明された」と、この研究者たちは考えています。

高学歴の人が運動をし、高血圧や糖尿病の対策をとって、禁煙、肥満予防に努力するなど、健康的な生活を送る確率が高いことが、認知症を予防しているわけではなく、教育歴の長さだけが影響しているというのです。

またこの結果が出た理由は、より高い教育を受けた人には、脳内に強い「認知予備力」が形成されるので、認知症が現れるのが遅くなるのだと推測しています。

果たしてこれは本当でしょうか？

この研究には問題があると私は思います。

参加者の間で統一されたのは、あくまでも心臓血管性の危険因子です。つまり、運動や高血圧・糖尿病への対策、喫煙、肥満予防など、身体的な因子のみに重点が置かれたのです。

その人が社会に出て、「どのように人とかかわり、何を考え、どのように仕事をし、余暇を過ごしたか」といった、「認知予備力」の向上に関係するライフスタイルは考慮されていません。

実は、そういった深い観点が考慮された研究があります。

アメリカ・南フロリダ大学加齢研究部のアンデル博士らのグループは、スウェーデンでの双子を対象とした調査で、「**教育歴には関係なく、社会に出てから、複雑な仕事をこなした人は認知症になりにくいことを認めた**」と発表しました。

研究グループは、スウェーデンの双子登録調査から「仕事ぶりと認知症の発症の因果関係」を調べました。遺伝的に非常に類似《るいじ》性《せい》の高い双子を対象にして、認知症の発症と環境の因子をより厳密に浮き彫りにしようとするものです。

1998年に65歳以上の双子たち1万人以上について調べたところ、55組の双子で一方は認知症を発症し、他方は発症しませんでした。

この55組の双方の職業歴を調べたところ、**より複雑な人間関係の仕事（人事、交渉、顧客対応など）をしてきた人は認知症になりにくい**ことは認めたものの、**教育歴と認知症との因果関係はありません**でした。

そうです。**ボケるかどうかは、遺伝や学歴の高さではなく、社会に出てからいか

に活発に仕事をするかということが決め手になるようです。

さらに、ロンドン王立大学のルプトン医師は、「**教育歴の長さではなく、仕事歴の長さが認知症の発症を予防する**」という研究報告をしています。

彼らは１３２０人の認知症の人のうち、75歳ごろに認知症を発症した３８２人の男性について、教育年数や就労年数、退職年齢などの情報を分析しました。その結果、教育期間と認知症の発症年齢とは、関係が認められませんでした。

しかし、退職が遅いと認知症の発症年齢が遅くなることを認めたのです。この結果は、いかに**社会的な仕事に長くかかわることが、認知症予防に重要**であるかを意味しています。

実際に私のクリニックにも、定年まではバリバリの仕事人間だったのが、定年後、人生の目的を失い、閉じこもりがちになってしまった方がたくさんみえます。たいていは、ご主人の「もの忘れ」を心配された奥さんに付き添われて来院されます。

ロジャーらの研究（１９９０年）で、65歳の定年退職者を対象にして、①仕事を継続した人、②第二の人生を活発に過ごした人、③閉じこもりの３グループ各30人ずつを比較しました。

生涯現役でボケ知らず

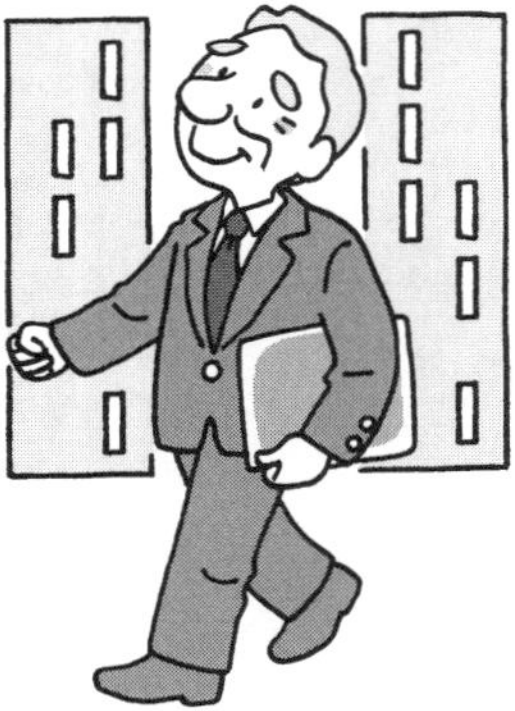

①
定年退職を
先延ばしする

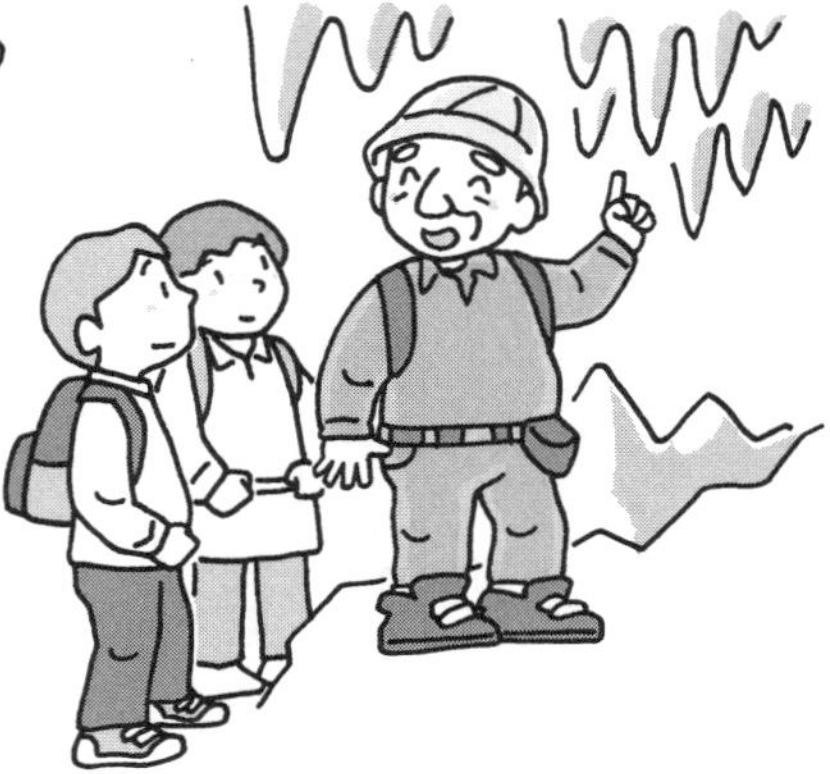

②
第二の人生で
イキイキと活躍

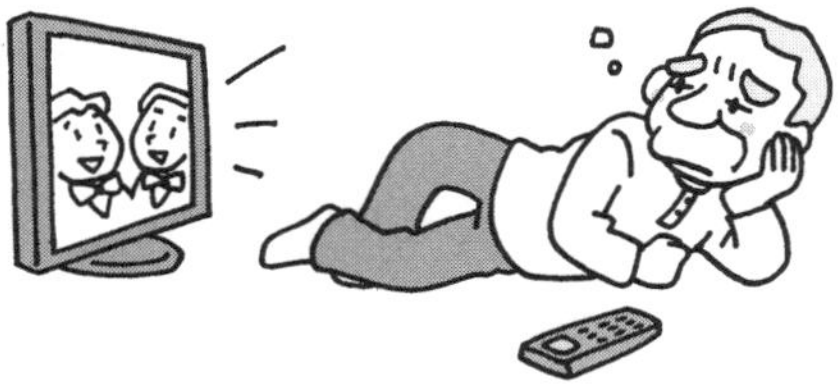

③
閉じこもりは
認知機能を
低下させる

当然の結果ですが、①②の人の認知機能は維持されましたが、③は低下していました。

4年後、③は①②に比べて大脳血流量も著しく低下したという、恐ろしい結果が出ています。

40代からは一生涯、現役で働くつもりで！

15 物事に優先順位をつけて行動する！

「労働時間が長い公務員ほど認知機能が低下する」

フィンランド労働保健研究所のヴィルタネン医師らは、中年期のイギリス公務員の労働時間と認知機能の関係について、このことを見出しました。

調査は１９９７〜'99年にかけて、フルタイムで働くイギリス公務員２２１４人を対象に、労働時間と5種類の認知機能検査などのデータを集めました。追跡調査としてさらに、２００２〜'04年まで同様の検査を行いました。

そのデータを分析したところ、労働時間が長いと認知機能が下がる傾向が認められました。つまり、**長時間労働が認知機能に悪影響**を与えているのです。

たとえば、週55時間以上働いていた人は、標準的な40時間労働の人より認知機能が低下していました。長時間労働が睡眠障害やうつ状態、不健康なライフスタイル、ストレスなどを引き起こし、それによって認知機能を低下させる危険性が高まるのではないか、という見解を研究グループは持っています。

長期にわたる長時間労働は健康全般によくないという報告は以前からありましたが、この調査によって精神機能にも悪影響を及ぼすことがわかったのです。

これは、**「仕事人間は労働と生活とのバランスを考えるべきだ」**という警告です。

労働時間が長くなりがちな人は、「真面目《まじめ》」「几帳面《きちょうめん》」「人から何か頼まれたら断れない」ということが多いです。こういうタイプの人は、人や物事の価値に優先順位をつけられず、すべてのものに対して、誠意を持って全力で立ち向かってしまうのです。

たとえば、家族との約束がある日の帰り際、会社であまりお世話になってもいない、ちょっと図々《ずうずう》しい人に雑用を頼まれた場合でも、引き受けてしまうのです。

人間の使えるエネルギーには限度があります。真面目な人はどんなことにも全力投球なので、エネルギーを使い果たして枯渇《こかつ》してしまい、「ボケ」やすいのです。

そんな**真面目な仕事人間へのアドバイスは、人や仕事に対して使うエネルギーに優先順位をつけること**です。

「そんなこと、とっくにわかっているよ」などといわずに、改めて、優先順位を紙に書いてみてください。

では、仕事について優先順位をつけてみましょう。毎日、朝一番に書き出すと効果的です。

たとえば、かかる期間をベースに考えた場合、「今日一日」という短い単位から優先順位をつけます。ある日の私の仕事を例に挙げてみましょう。

①今日の手術、②来週の学会の準備、③仕事関係の人との会合、④書き下ろし単行本用の原稿執筆、⑤論文の作成

このように優先順位を書き出したら、今やろうとしている仕事はどの順位かということを認識します。①の手術が遅くなった場合、②の来週の学会の準備をしないまま、③の会合に出席してもいいかを考えるのです（もし、会合のキャンセルが可能であれば、そうしたほうがベターなのは明らかなので）。

そして、優先順位をつける仕事の期間を、1日単位から次第に長期間で考えていくのです。たとえば、月曜日には今週の仕事の優先順位、月初めには今月の仕事の優先順位、という具合です。

仕事に優先順位をつけると、手当たり次第にあれこれ仕事を分散させて能率が落ちる、という結果を避けることができます。

優先順位をつける習慣

1　営業会議（午前中）
2　営業先訪問（3件）
3　明日の企画会議の準備
4　アポ取り
5　精算を経理へ提出

[今日の優先順位]

1　営業報告書作成
2　売上げ会議準備
3　本部訪問
4　経過報告のメール送信
5　担当エリアへTEL入れ

[今週の優先順位]

1　新規顧客の開拓
2　ノルマ点検
3　組合資料作成
4　部署HP更新
5　書類のファイリング

[今月の優先順位]

また同時に、**疲れずに達成感を得やすい**という効果もあります。

先の私の仕事の場合、5つの目標に優先順位がついていないと、全目標が対等な価値を持ちます。すると、5つのうちふたつの目標が達成されても、「たったふたつしか達成できなかった」と脳が反応してしまい、達成感があまりなく自己嫌悪感《じこけんお》が生じます。これを繰り返すと、「うつ」のパターンに陥ります。

ところが、5つの目標のうちふたつしかできなかったけれど、そのうちのひとつは優先順位1位の目標だったと認識できれば、脳は大きな達成感を感じることができます。その**ひとつの達成感が新たな意欲を生み、さらに能動的に仕事に取り組んでいける**のです。

調子がよくない時には、達成するのに時間がかかりそうな仕事は優先順位の下のほうにして、小さな目標を上位にランキングさせれば、達成感が得られます。

40代からは「ボケ」につながる長時間労働をやめよう！

16 40代からは小さな目標を持つ！

「人生の目的意識が高い人は認知障害になりにくい」

これは、アメリカのラッシュ・アルツハイマー病センターのボイルらの研究グループによる疫学調査です。

調査対象はシカゴ地区の介護施設や自宅で生活し、調査開始時に認知症が認められなかった高齢者951人。7年以上（平均4・0年間）追跡し、毎年評価を行い、「人生の方向性や目的意識を持っている」などの項目で、意識の程度を分類しました。

追跡期間中、155人がアルツハイマー病になりました。認知症になったグループとならなかったグループとで比較したところ、**目的意識が低いグループは高いグループより2・4倍、認知症になりやすい**ことがわかりました。

では、「人生の目的意識」とはいったい何なのか。一生涯、継続的に目標を持つ芸術家や職人たちは問題ないでしょうが、そうでない人はどうすればよいのでしょうか？　そう簡単に意識を変えることができるとは思えません。

しかし、人間はどんなささいな目標でも思いどおりに達成できた時、幸せを感じる動物です。とすれば、**意識を変えるには、まずは小さな行動を起こすことが大切でしょう。**

「意欲」「行動」「達成感」これらは三角関係にあります。この三角形のサイクルがグルグル回ると、人間はどこまでも向上していきます。偉大な文明や文化は、このサイクルが回り続けて築き上げられた、と言ってもよいでしょう。

ここでは、この三角形のサイクルをうまく回す方法について説明します。

目標を立てる時のポイントは、**疲れている時には目標を小さくすること。**

さらに大切なのは、目標を達成したらまず自分自身で評価する、そのうえで、まわりの人にも認めてもらえるような仕組みができれば、さらに効果が上がります。

「千里の道も一歩から」といいます。「いかに大きな目標でも、地道な努力の積み重ねで達成できる」という教訓ですが、実はもっと深い意味もあると思います。

千里の道を目指した時、千里先のことばかりを考えていると疲れてしまいます。そんな時はいったん千里先のことは忘れ、まず一里先のことを考えて歩き始める。

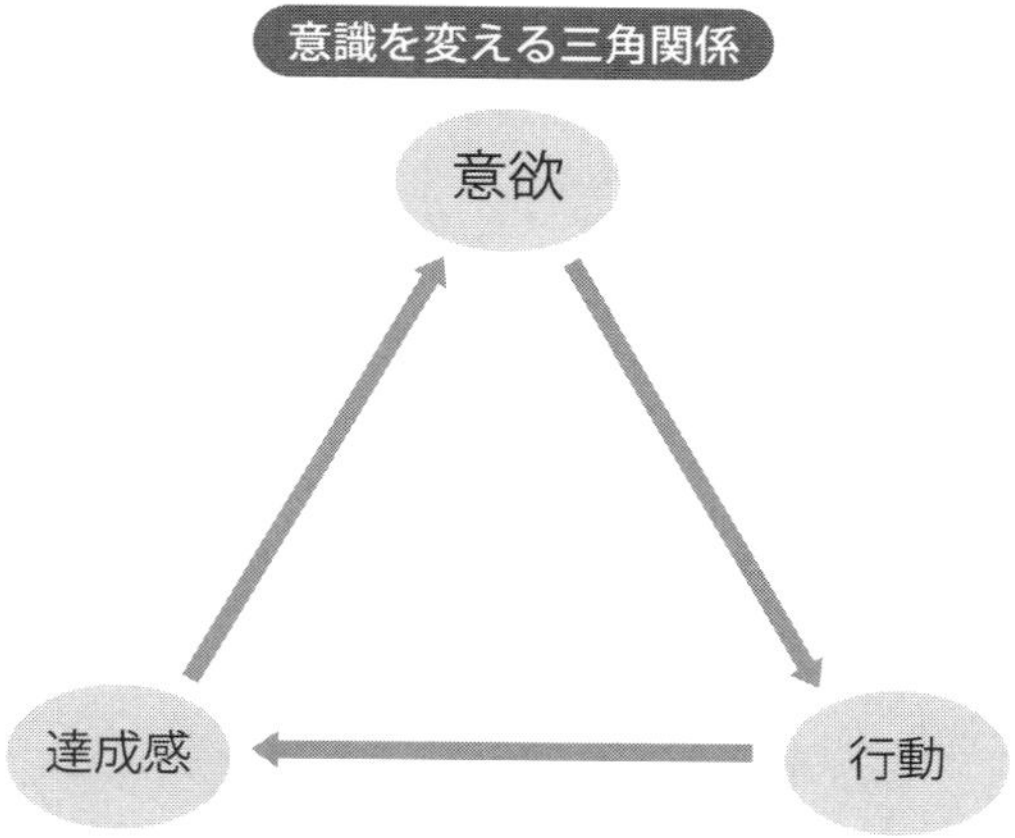

すると、疲れないばかりか、いろいろなものが足元に見えてきます。そうなれば、楽しみながらいつの間にか千里の道を歩ききることができるはずです。

仕事に行き詰まりを感じた時は、日常生活を少し変えて、小さな目標を立ててみます。

たとえば、朝30分早起きをして１本早い電車に乗り、会社のひと駅手前で下車。会社まで散歩をしながら出勤します。そして、**いつもと違った行動をとった自分を褒《ほ》める**のです。他人が褒めてくれそうもないことこそ、自分で褒めましょう。

うつ病になると、人は将来への目標を失うだけでなく、「自分には小さな目標もないし何もできない」と考えてしまいます。

しかし、かなり重症のうつ病の人にも小さな目標はあります。ただ、その目標に気づいたり、目標を達成しているという喜びを感じることができなくなっているだけなのです。

そこで必要なのは、**小さな目標に気づくこと**、そして、**それを達成した時に自分を褒め、他人からも褒めてもらうこと**。

いつも家の中にしかいられなかった人は、「散歩ができた」ことを家族とともに喜びましょう。散歩ができていた人は、「いつもと違うコースを散歩できた」ことを、自分で褒めましょう。

目標の達成感が喜びとなって次の意欲につながる!

17 まず「行動」！「意欲」は後からついてくる！

原稿を書いている私の書斎に娘が入ってきました。

「アー、勉強したくねー」と言って、ソファーでゴロゴロしはじめました。私は少し怒った口調で言いました。

「勉強のやる気なんて急に出てくるもんじゃないんだから、四の五の言わず、まず机に向かってやりはじめること！　机に向かってもやる気がしなかったら、勉強部屋の整理整頓をしなさい。そして、椅子に座って鉛筆を3本削《けず》ってから、『さあ、やるか！』と口に出してみなさい。もう高校生なんだから、勉強の**やる気を出すための〝儀式〟**くらいはつくっておかないと！」

すると娘は、「私の勉強をはじめる前の儀式は、パパの仕事の邪魔をすることなの！　知らなかったの？」と悪態をついて、書斎のドアをバタンと閉めて出て行きました。

私たちの「意欲」と「行動」の関係は複雑です。普通に考えると、まず「意欲」

が出て、それから「行動」が起きるように考えられがちです。

ところが、最近の脳科学の研究では、**「行動」を起こした後に「意欲」が出てくることがわかってきました。**つまり、**考えてからやるより、まずやってみてから考えるほうが、**脳の生理に合っているというわけです。

私たちの日常生活では、仕事や家事をするのがとても億劫《おっくう》な時があります。しかし、行動を起こさないで、いつまでも頭であれこれ考えていても、実際に仕事や家事が片付かないばかりか、ますます億劫さは増します。

実は、その**億劫さが「ボケ」を引き起こしかねない**のです。

仕事や家事が億劫に感じられる時は、機械的に行動を起こしてください。

まずは紙と鉛筆を持って机に向かいます。そして紙に今日1日の行動予定を書いてみます。今週1週間の計画でもいいです。あるいは、先週自分がやった仕事や家事の内容を書き出すのもよいでしょう。

紙に何かを書く時は、あなたの集中力はその考えに向かいます。そして、それを書いている時、あなたの意欲中枢《ちゅうすう》にも徐々に刺激が加わることになるのです。

億劫なことを克服するテクニックをもうひとつ、ご紹介しましょう。

仕事とはいえ、苦手な人を頻繁《ひんぱん》に訪問しなければならないというのは、実に憂鬱です。このような場合に、前出の〝儀式〟を使えばいいのです。つまり、**苦手な人に会うための機械的な儀式を持つ**ようにするのです。

たとえば、苦手なその人の会社の近くにきれいな公園を見つけたら、訪問する前にそこを散歩して、四季の移り変わりを楽しむ。あるいはその会社の近くにケーキのおいしそうな店を見つけた場合は、打ち合わせが終わったらその店へ寄って、自分へのご褒美《ほうび》として、ケーキを食べるようにする。

このように、**自分の行動を儀式化すると、苦手なはずの行動がいつの間にか楽しみとなり、**やがて苦痛が軽減していくものなのです。

40代からは、億劫なことは〝儀式〟をつくって片付けよう！

18 高血圧の薬が「ボケ予防」に効くこともある！

高血圧症を放置することは、長寿の大敵です。高血圧の状態でも本人は痛くもかゆくもありませんが、その状態が長く続くと血管が傷ついたり、傷ついた壁《かべ》にドロドロの血液が流れることでゴミがこびりついたりして、ついには血液の流れが遮断《しゃだん》されて、心臓病や脳卒中を引き起こします。

「人間は血管とともに老いる」といわれていますが、高血圧は血管の寿命を著しく短縮してしまいます。

そこで、高血圧を治療するためにさまざまな血圧降下剤《こうかざい》が開発されてきました。これらの薬剤は人間の体全体の健康の維持に役立つという大きな目的も持っているために、薬によって血圧が実際にどのくらい下がったかを調べるだけでなく、心臓病や脳卒中をどのくらい減らせたかということに対して、前向き研究がなされるわけです。

血圧降下剤は1種類だけでなく何種類もあるため、どの薬が最も効果があるかを比較するためにも、こうした研究が熱心に行われるわけですが、ヨーロッパの19カ国共同で行われた、血圧降下剤の効果についての大規模な研究で、**アルツハイマー型認知症と血圧降下剤の思わぬ関係**が明らかになりました。

この研究では、60歳以上の高血圧の患者さん2418人をふたつのグループに分けて、一方には血圧降下剤を、もう一方には偽薬《ぎやく》を投与しました。そして、2年後に薬の有無によって、かかる病気に差異があったかどうかを調べたのです。

薬によって心臓病や脳卒中が予防されることは予想されていました。ところが、ふたを開けてみると、意外な結果が出たのです。統計的に見て、血圧降下剤によってアルツハイマー型認知症が予防されたというのです。

高血圧の人がアルツハイマー型認知症になりやすいという統計はありませんから、血圧降下剤で正常な血圧を保ったことは関係なく、血圧降下剤を飲むこと自体が、アルツハイマー型認知症の発症を抑える効果があると考えられるわけです。

しかし、だからといって正常血圧の人がアルツハイマー型認知症の予防のために血圧降下剤を飲むことは大変危険です。

血圧とは本来は、人間の体にとって必要不可欠である酸素や栄養を、血液という形で各組織に送り込む力なのです。ですから、その血圧が低くなり過ぎると意識を失ったりするので、大きな問題となります。

たとえば、高血圧の患者さんが血圧降下剤を飲んで、夏場に道で倒れてしまったということで救急車で病院に運ばれてきますが、その方々の中には脳卒中や心臓病ではなく、薬によって血圧が下がり過ぎていたことが原因で、気を失ってしまった人が多数含まれているのです。

信頼できるホームドクターを持っている人は、その先生に自分の血圧を任せられます。しかし、せっかく通院しても薬を出すだけで、血圧も測ってくれないような病院の場合は、看護師に測ってくれるように依頼するか、自分で病院の待合室やコミュニティセンターなどに設置されている血圧計を使って、**適切な血圧かどうか、自分で頻繁にチェックする**必要があるでしょう。

40代からは血管年齢を若く保つ努力をしよう!

19 「ボケ予防」には脳の定期点検が必要！

安全な航海ができるように、船を定期的に点検整備する波止場《はとば》のことを「ドック(dock)」と呼びます。人間の体を船体にたとえて、現在は健康な人でも、定期的に健康のチェックをしようという趣旨《しゅし》ではじまったのが「人間ドック」です。

「人間ドック」は、その後、企業などの定期健康診断のプログラムに取り入れられるようになったため、今では一般的にもすっかりおなじみになりました。

しかし、実は従来の**「人間ドック」は、あくまでも身体の健康の点検**を目的にしたものだったので、「ボケ予防」に最も大切な脳の点検については極めて不十分でした。

「人間ドック」で定期的に身体の健康チェックをしていたはずの政治家や元スポーツ選手が、突然、脳卒中で倒れてしまったというニュースを耳にします。**「脳の病気は予防に勝る治療なし」**と実感してきた私たち脳神経外科医は、通常の「人間ドック」には限界があることがわかっているので、こうしたニュースが流れるたびに、たいへん悔《くや》しい思いをしていました。

同時に、この現状を私たちが変えなくてはならない、とも思っていました。「ボケ予防」には、脳や脳血管の状態を把握《はあく》することが必要不可欠。しかし当時は、脳血管などの状態を把握しようと思っても、検査自体が危険を伴う方法しかありませんでした。ですから、脳卒中にかかってしまった人には施行《しこう》せざるを得ませんが、何の症状も出てない人の健康診断に用いるわけにはいきませんでした。

そこに登場したのがMRIです。これを使えば、人に苦痛や危険を与えることなく、脳や脳血管の状態が把握できるようになったのです。

MRIの普及に伴い、都市では「脳ドック」も広まりました。「脳ドック」は、脳神経外科医が悲惨な脳の病気を未然に防ぐために構築してきた〝文化〟なのです。

胃がんの予防や早期発見のためには、胃カメラで直接胃の状態を観察することが不可欠です。同様に、ボケないためには、私たちの認知機能の源である脳を定期的に観察する必要があるのです。

40代からは「人間ドック」プラス「脳ドック」を受けよう！

20 「ボケかな？」と思ったらホームドクターに相談！

もし、ボケの兆《きざ》しが出てきたら、早期に手を打って、現状で可能な最善の策をとる必要があります。**早期診断・早期治療で治る「ボケ」の原因もたくさんあるから**です。

ここでは、病院の上手なかかり方について説明します。

23ページの自己診断⑥で該当《がいとう》項目がひとつでもあった場合は、早めに医療機関を受診することをおすすめします。

その時に、もし日頃から親身になってくれている「ホームドクター（かかりつけ医・よく行く病院の、よく診てもらっている医師）」がいれば、まずは、その医師に診てもらってください。ホームドクターに、現在の生活上での問題点を的確に理解してもらえれば、しかるべき対策を打ってくれるはずです。

もしホームドクターに「専門医の受診を必要とする」と判断された場合は、その地域で最も適切な「もの忘れ外来専門医」宛の紹介状を書いてもらいましょう。いきなりみなさんが専門医を受診して病歴を説明するよりも、ホームドクターの紹介状を持参したほうが、病状が的確に専門医に伝わります。

また第5章でも触れますが、現在みなさんがかかっている病気や服用している薬が認知機能に大きく影響している場合もあるのです。ホームドクターの紹介状にはそれらのポイントが明記されるはずです。

そして、専門医の診断や治療を受けて症状・状態が落ち着いたら、再びホームドクターに経過を見守ってもらうことができるのです。

このような、大病院の専門医と地域の診療所が連携を取り合う医療のあり方を、「病診連携《びょうしんれんけい》」と呼んでいます。高血圧や糖尿病など、認知症の人で問題になってくる病気の継続的な治療は、ホームドクターの得意とするところです。

「病診連携」があれば、家から遠く離れた大病院に毎回通い、長時間待たされてやっと専門医の診察を受けるといった面倒もなく、ホームドクターの判断により、専門医を受診する必要がある時のみ、大病院へ出向けばいいわけです。

ここでのポイントはやはり、**本人や家族がよいホームドクターを持つ**ことにあります。もしあなたがホームドクターを持っていない場合は、本書をきっかけに、よいホームドクターを探されることをおすすめします。というのは、ボケてしまった場合に遠くの大病院の「もの忘れ外来」をいきなり受診するよりも、まずは近所のホームドクターを見つけるほうが、後々のことを考えると有利だからです。

それでは、信頼できるホームドクターの見つけ方を説明します。

①口コミの評判がよく、行列ができているクリニックの医者であること

ラーメン屋と同じようですが、流行《はや》っているクリニックには、センスと経験と人間性を兼ね備えた医者がいて、的確な診療がなされている確率が高いです。

流行っているということは、たくさんの患者さんを診ているということで、脳の専門家でなくても、「ボケ」で悩む方の診療のテクニックが向上している可能性があります。

②患者さんの目を見て話し、体に触れる医者であること

カルテを書いたり検査結果のほうばかり見て、患者さんと目を合わさない医者は問題外です。「ボケ」の診療の基本は、患者さんと医者とのコミュニケーション。患者さんを優しいまなざしで見つめ、触診《しょくしん》や聴診《ちょうしん》をしっかりとして、血

圧測定も看護師任せではなく、本人が直接測ってくれるような医者が、「ボケ」の診療ができる医者なのです。

③専門用語や英語を使わない医者であること

コミュニケーション能力がある医者は、なるべく専門用語を使いません。患者さんの理解力に応じて、わかりやすい言葉を選んで話せます。患者さんにドイツ語や英語の医学用語で説明している医者を時々見かけますが、こういうタイプの人に「ボケ」の診療は難しいでしょう。

④処方する薬についてわかりやすく説明できる医者であること

「ボケ」の治療では、どうしても薬を服用したほうがよい状況があります。その場合、薬を服《の》む必要性や薬の働き、考えられる副作用、薬を服む期間などについて、わかりやすくしっかりと説明してくれる医者がよい医者です。患者さんが薬に対して猜疑《さいぎ》心《しん》・恐怖感を持っていると、自分の判断で薬の量を減らしたり、やめてしまったりするので、治療の効果が得られないことが多々あります。患者さんが服薬をきちんと続けられるのは、医師との信頼関係によるところが大きいのです。

⑤治療がうまくいかない時に、次のステップを考えてくれる医者であること

センスと経験と人間性を兼ね備えたホームドクターであれば、「ボケ」の治療に成功する確率は高いのですが、「ボケ」の中には一筋縄《ひとすじなわ》ではいかない難しい症状が存在するのも事実です。一定期間の投薬などの治療を経ても症状の改善が得られない時には、次のステップ、たとえば薬の種類や量を変えてみる、あるいは、別の専門医に紹介するなど、明確に示してくれるのがよい医者です。改善が得られないのにだらだらと治療を続ける医者は、避けたほうが賢明でしょう。

40代になったら頼りになるホームドクターを持とう！

第3章　「ボケ予防」に効かない18の習慣

1 ひとりでやる「脳トレ」は「ボケ予防」の効果なし！

世界的に大流行している「脳トレ」は、本当に私たちの「認知予備力」を強くして「ボケ予防」の効果があるのでしょうか？

まず、余暇《よか》の過ごし方と認知症発症との関係を調べたエビデンス（科学的根拠）をもとに説明します。58ページで紹介した、ニューヨークのブロンクス地区に住む75歳以上の住人、469人を対象にした調査。5年間の追跡調査の結果、うち124人が認知症になってしまったわけですが、彼らの余暇の過ごし方を分析したところ、左ページの図にあるように、認知症の発症との因果関係が明らかになりました。

たとえば、余暇に活字を読むかどうかという調査では、一番上の図にあるように、余暇には何もしないと申告した人の認知症の発症率を1とすると、読書をする人の発症率は0・65になっています。つまり、**余暇を無為《むい》に過ごさず、読書をするだけで、認知症の発症率を約3分の2に減らせる**ということです。

一番上の図をもう一度見てください。クロスワードパズルをよくする人も認知症

余暇活動と認知症の発症率

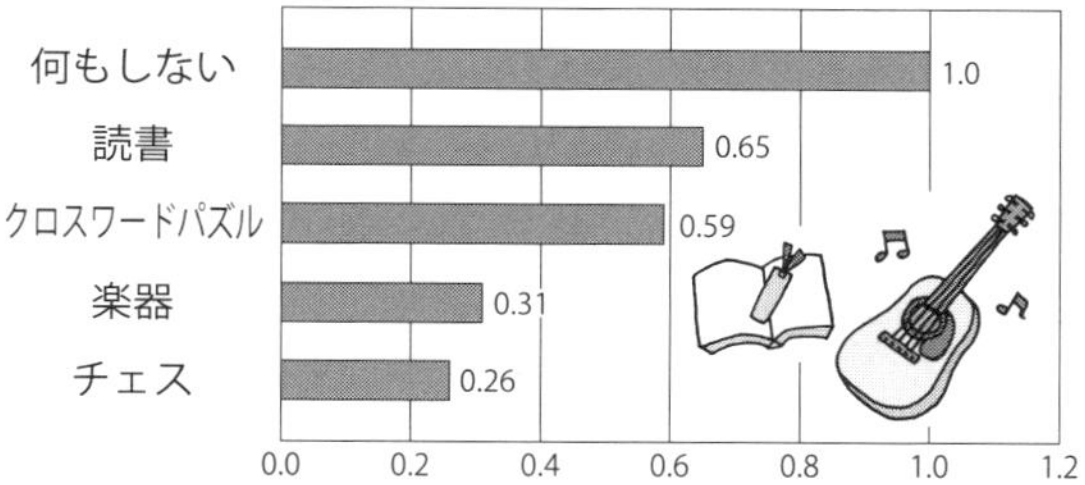

Verghese J. N Engl J Med. 2003

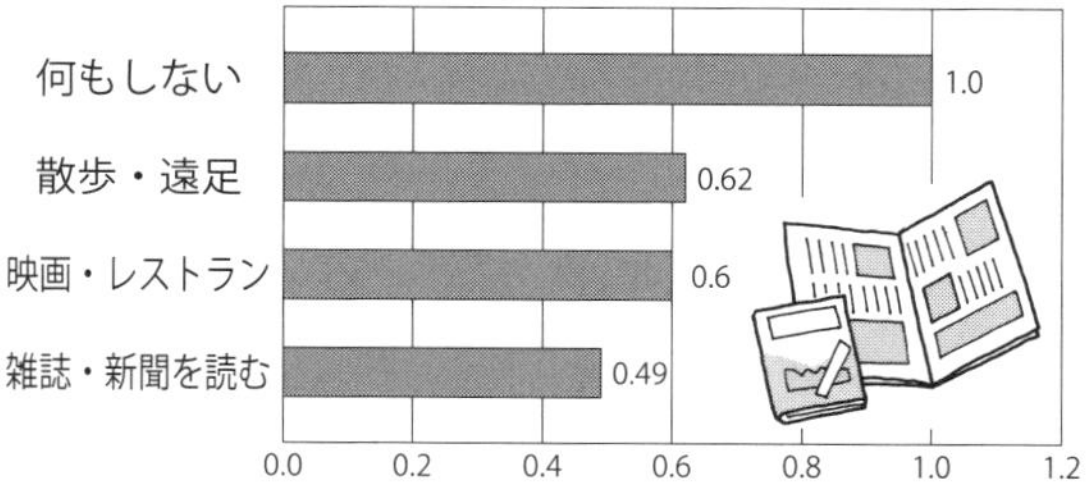

Scarmeas N. Neurology. 2001

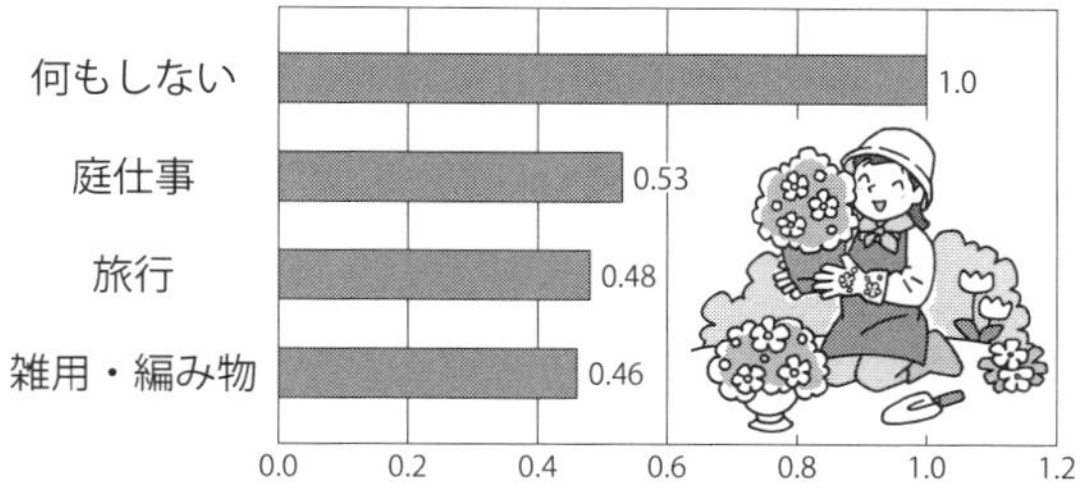

Fabrigoule C. J Am Geriatr. Soc. 1995

の発症率が約3分の2以下に減っていますし、さらにチェスの趣味を持つ人については、認知症の発症率がなんと約4分の1に抑《おさ》えられています。

クロスワードパズルとチェスを比較すると、**チェスのほうがクロスワードパズルより「ボケ予防」に有効である**という結果が出ています。この差は、ひとりでやる脳トレと相手がいる脳トレの違いから生じているのかもしれません。

知的活動としては、このふたつに大差はないように思われますが、チェスをやるには身だしなみを整えて外出し、対戦相手と待ち合わせをしなければなりません。車で出かけるにしても、家にいるよりは運動にもなるでしょう。

対戦中にはゲームの駆け引きだけでなく、世間話にも花が咲くでしょう。

チェスをするということは、知的活動だけではなく、社会的な刺激も受けていることになります。**単なる脳トレではなく、人とかかわる要素が「ボケ予防」の効果を高める**のです。

なお本書を執筆中、脳を鍛《きた》えることで老化を防ぐというコンセプトで大流行している「脳トレゲーム」の効果について、世界的に最も権威のある科学誌のひとつ『ネイチャー（Nature）』に、刺激的な研究結果がオウエンたちから発表されまし

「脳トレ」はひとりよりふたりで

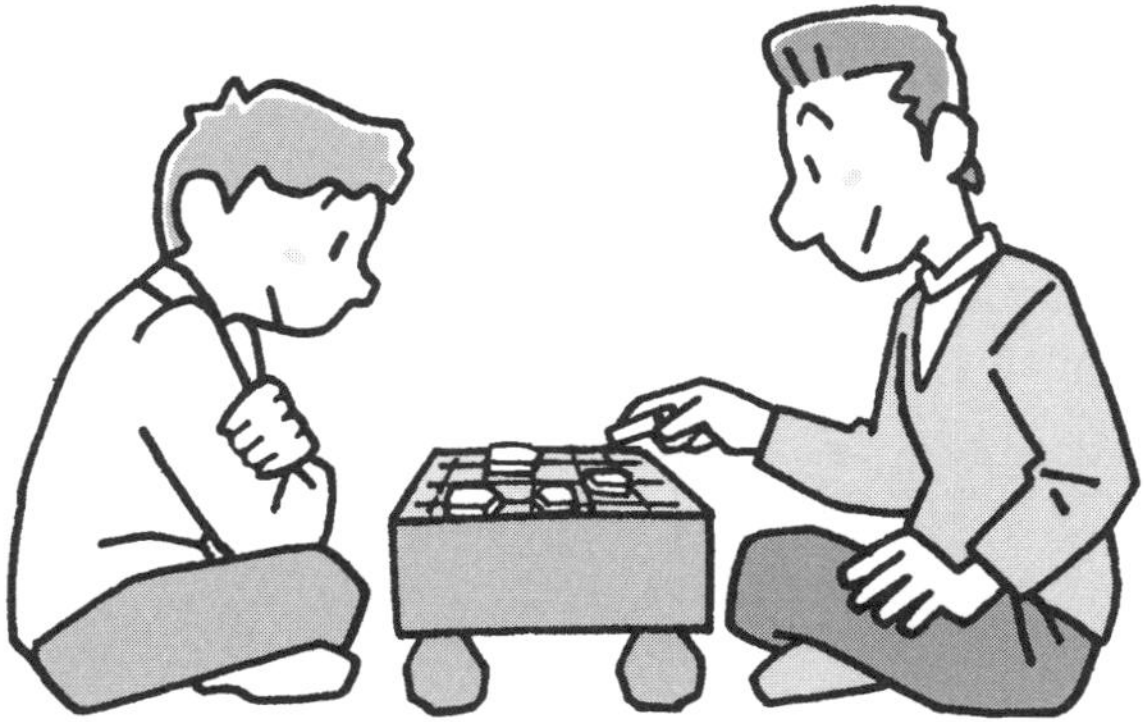

た。40歳を中心とした1万1430人に、1日1時間以上、週3回、6週間にわたって「脳トレゲーム」を実施し、その前後の認知機能を測定したのです。

するとゲームそのものの成績は向上したのですが、肝心の認知機能そのものは、ほとんど改善されなかったのです。

単純な「計算ドリル」をこなすといったワンパターンの脳トレをしても、ボケないための「認知予備力」を強くすることはできないようです。

40代からは脳トレゲームを捨てチェスか将棋か麻雀を！

2 映画を家で観てはいけない！

「映画を観るためによく外出する人たちはボケにくい」

ニューヨークのブロンクス地区の住人たちを観察したスカルミスらの報告では、**1ヵ月に7回以上、映画やレストランに外出する人は、そうでない人に比べて認知症になる危険が40％軽減**したというのです（135ページ中段参照）。

フランスに住む人たちを観察したアクバラリーらの論文（2009年）では、**週に1回でも映画館や観劇に出かける人たちは、行かない人に比べて認知症になる危険が約半分になる**といった結果が出ています。

これらの結果は、あくまでも疫学《えきがく》調査の数字なのですが、映画館で映画を観ることがなぜ「ボケ予防」に効果があるのでしょうか？

まず、外出すること自体に効果があります。家でゴロ寝をしながらＤＶＤを鑑賞するなら、パジャマのままでもＯＫです。それに対して、外出するとなると、それなりにおしゃれをしなければいけません。それに、映画館に行くために地下鉄やバスを利用する場合、かなりの有酸素《ゆうさんそ》運動にもなります。

そして、非日常的なスクリーンの世界に入り込んでいくことは、眠っていた私たちの五感が刺激を受けて、煮詰まった日常生活の気分転換にもなるでしょう。

おまけに、本編上映の前には近日公開予定の映画の予告編が流れ、「また映画館に行こう！」という新たな好奇心や意欲が湧いてきます（私の場合、その予告編に間に合ったためしはないのですが……）。

映画に感動した帰り道、原作を読んでみたくなって書店に立ち寄ることもあるでしょう。このように、**ひとつ行動を起こすことによって、私たちの脳内ネットワークは活性化**していくのです。

うつ病に苦しんでいた作家の開高健《かいこうたけし》も、気分転換に映画館を利用したそうです。創作が難航して脳がフリーズする時、彼は日常生活から脱却するため、外国旅行や釣り旅行などを繰り返しました。彼にとって旅行が最も効果的な「うつ撃退法」でしたが、外国に行けない時は１日に何軒も映画館をはしごしたといわれています。

40代からは非日常の空間で過ごす時間を持とう！

3 「ボケ予防」のために食べ過ぎをやめる！

「ボケの危険因子は肥満自体にもあると同時に、カロリーや飽和脂肪酸《ほうわしぼうさん》を多く摂る過食そのものにある」とも考えられています。

食べたとしても、運動を多くすれば一定の体型・体重を維持できるかもしれませんが、**多く食べること自体にボケを発症しやすくする危険が潜《ひそ》んでいそうなのです。**

先日、「長寿の秘密を探る」ということをテーマにしたテレビ番組で、90歳を越えた現在も、元気はつらつと現役医師を続けておられる日野原重明《ひのはらしげあき》先生の1日の食生活の様子が紹介されていました。

患者さんの診察のほか、講演や著作の執筆など、毎日、精力的に活動されている日野原先生ですが、一日の摂取カロリーは驚くほど少なめでした。先生はその番組の中で、「僕はね、腹七分目のほうが長生きできることを、自分の体で実験しているんですよ」と話されていました。

最近は、アンチエイジング・ブームということで、老化予防についてずいぶんいろいろな研究がなされています。ネズミを使った実験では、カロリーを摂り過ぎるネズミは早死にする傾向にあることがわかっています。しかも、カロリーを摂り過ぎて肥満になることが、間接的に老化を早めてしまうだけではなく、**カロリーをたくさん摂ること自体が老化を促進《そくしん》する**、というデータや実験結果があります。

つまり、過食によって体内の活性酸素《かっせいさんそ》が増えて、細胞や遺伝子を傷つけて害を及ぼし、そのことが老化を加速させると考えられているのです。活性酸素は「酸素」という名はつくものの、酸化的ストレスを引き起こしてしまうので、人体にとって極めて悪玉であると考えられています。

前述のように、もし過食自体が人体に有害であるということであれば、たくさん食べて、たくさん運動してカロリーを消費して、体型を維持したとしても、**食べる量そのものを減らさない限り、ボケずに長生きはできない**という理屈になります。

「ボケ予防」の観点からも、中年からは「腹八分目」が得策といえそうです。

40代からは「腹八分目」・50代からは「腹七分目」

4 早食い・歯周病《ししゅうびょう》は「ボケ」につながる！

「よく噛《か》んで食べなさい！」母親は毎日の食卓で子どもに言います。「よく噛むこと」は子どもの体や脳の発達に重要であることは常識となっていますが、最近は子どもの成長にだけでなく、私たち大人がボケないためにも大切であることが、日本の嶋崎《しまざき》らの研究から明らかになってきました。

彼らは北九州市の高齢者２０００人を対象に、「残っていた歯の本数と認知症発症のリスク」との因果関係を調べたのです。調査開始の時点では認知症になっていない健康な人たちを6年間、追跡調査しました。そのうち亡くなった方などを除いて最終的に７１９人に対して、残った歯の本数と認知症との関係を調べました。

その結果、もともと歯の数が20本未満の人たちは、20本以上あった人たちに比べて４・４倍、さらに歯が１本も残っていなかった人たちは、20本以上あった人たちの５・２倍も認知症になったのです。

イギリスのスチュワートの研究でも、**若いころから歯が少ない人は老後、認知症**

になりやすかったと報告しています。2000年の時点で認知症になっていた人の約25%は、30年以上前の1968年の時点で歯が9本以下でした。それに対して、若いころ（1968年）に歯が25本以上あった人は、2000年で5%しか認知症を発症していませんでした。

さらに、ニューヨークのノブルらのグループは、**歯周炎があると認知症になりやすい**というデータを報告しています。

口腔《こうくうない》内環境と認知症はどのように関係しているのでしょうか。

まず考えられることは、歯が悪いと食べ物の選択幅が狭《せば》まり、栄養の偏《かたよ》りや不足を招いてしまうということが認知症の原因となり得ます。

さらに、**健康な歯でよく噛むことは、脳の覚醒《かくせい》に関係する神経細胞を刺激し、脳を活性化させる**ことがわかっています。**硬いものを噛むことにより、記憶機能が高まる**ことを示した基礎研究もあります。

私の母校、岐阜大学の先輩であった小野塚《おのづか》教授らはマウスを使って実験しました。マウスはいつも硬いエサを食べています。このマウスの奥歯をやすりで削《けず》り、エサを噛めなくして、マウスの記憶機能のテストに使用される水迷路試験を行いました。

その結果、このかわいそうなマウスは、奥歯を削られていないマウスに比べて成績が明らかに低下したのです。さらに、この奥歯を削られたマウスの海馬《かいば》の神経細胞は、削られていないマウスに比べて、大幅に減少していました。

動物実験とはいえ、**記憶に関係する海馬の神経細胞が噛まないことで減少し、記憶力が低下してしまう**ことが示されたのです。

噛むことが「ボケ予防」に効果があるのは、脳への直接的な刺激だけにとどまりません。食事をして「お腹が膨《ふく》れた」と感じる満腹中枢《まんぷくちゅうすう》は、実際に胃に溜《た》まった食べ物の量だけに反応するのではなく、ものを噛んだ回数にも反応するのです。

一時期「キャベツ・ダイエット」が流行しましたが、生の硬いキャベツを無理して時間をかけて噛み続けると、アゴが疲れるとともに、満腹中枢が刺激されてお腹が膨れたような錯覚《さっかく》が起きることが、効能のひとつなのです。

つまり、**よく噛むことはカロリーの過剰摂取を防いで肥満予防にも効果**があるのです。何度も言いますが、肥満予防は「ボケ予防」に関係しているのです。

40代からは自分の歯でひと口60回噛む！

5 肉を食べ過ぎると「ボケ」やすい！

「飽和脂肪酸を多く含む牛や豚の肉を食べ過ぎるとボケやすくなる」

これはアメリカ・シカゴの研究で、飽和脂肪酸の摂取量とアルツハイマー型認知症の発症との関係を調べたデータです。65歳以上の健康な住民を約4年間追跡調査し、その摂取量が多い人は少ない人に比べて発症率が1・2倍という結果でした。

みなさんも牛や豚などの動物の肉より魚のほうが体にいい、というイメージをお持ちだと思います。実際、私たち日本人が世界1位の長寿を誇るのは、魚を好んで食べる習慣と関係があるのではないかといわれています。

さて、「血液サラサラ」とか「血液ドロドロ」という言葉が健康番組などで取り上げられていますが、血管を流れる血液は、脳や心臓を含む全身の臓器に酸素や栄養などの「生命の泉」を運んでいます。

その血液の流れに問題があると、心身にひずみが生じてしまいます。そのために、**血液がサラサラかドロドロかといった性状が、寿命にかかわる重要なポイント**になるのです。血流が極端に悪くなると、脳梗塞《のうこうそく》や心筋梗塞《しんきんこうそく》といった大変な事態を招いてしまうわけですから。

では、なぜ牛や豚などの動物の脂肪が血液をドロドロにするので体に悪く、魚の脂肪が血液をサラサラにするので体によいといわれるのでしょうか？

その違いは脂肪の種類の差にあります。

牛や豚は体温が人間より高いので、その動物たちの血液中では脂肪は固まりにくい反面、体温の低い人間の血液の中では固まりやすい性質をしているのです。

たとえば、冷めた肉料理に溶けたロウのような白い塊がこびりついているのを誰でも一度は見たことがあると思いますが、これこそまさに動物性脂肪が正体を現したものです。

それに対して、冷たい水の中で生活する魚の脂肪は、低温でも固まりにくい性質なので、人間の血液中でも固まらず、「血液サラサラ」になるというわけです。

私たちの認知機能を生み出す脳も、血液が運んでくれる酸素や栄養によって機能している臓器なので、血液がサラサラであれば、元気で「ボケ」にくくなることが容易に想像できます。

また実際、**魚をよく食べることが「ボケ予防」につながる**ことを示した前向き研究が報告されています。これは魚をあまり食べないといわれるアメリカ・シカゴの住民健康調査ですが、魚をまったく食べない人が認知症にかかる危険は、週に２回以上食べる人に比べると、２倍以上になることがわかりました。

さらに、オランダのロッテルダムの大規模な前向き研究でも、魚を１日に18・５g以上摂取したグループは、３g以下しか摂取しなかったグループよりも認知症にかかりにくかったという報告がなされています。

さばやいわしなどの**青魚の脂肪に多く含まれるＥＰＡやＤＨＡは、抗うつ効果が高い**と最近報告されています。魚は「ボケ」の大きな原因となる認知症・脳卒中・うつ病のいずれの予防にも有効だということがわかったのです。

40代からは肉：魚を３：７に！

6 「ボケる油」の摂り過ぎに要注意！

肉やバターなどの動物性脂肪に多く含まれている「飽和脂肪酸」を摂り過ぎるとボケやすくなるということは前述のとおりです。「血液ドロドロ」を引き起こすだけでなく、血液中のコレステロール（脂肪の一種）値を上昇させます。

最近、**血中のコレステロール値が高いと動脈硬化の発症・進行が早まるだけでなく、アルツハイマー型認知症にもかかりやすい**と報告されました。

一般的に、コレステロールの正常値は血清1dlあたり220mg未満とされています。**240mg以上の人では、コレステロール値が20mg上がるごとにアルツハイマー型認知症になる危険が1・42倍上昇する**といわれています。

では、まったく脂肪を摂らない食生活にすれば安心かといえば、それは間違いです。脂肪は人間にとって重要なエネルギー源でもあります。身体を維持するため、私たちは絶えず食事から脂肪を摂る必要があります。脳を含めた身体の細胞膜の原材料なので、**コレステロールも生命維持にはなくてはならない**ものなのです。ただし、摂り方や種類に問題があると、認知症や脳卒中《のうそっちゅう》になりやすくなるのは事実です。

では、どのような脂肪をどう摂れば「ボケ予防」に最適なのでしょうか？

まずは、肉類やバターなどの動物性脂肪を控《ひか》えて、魚などの脂肪を中心に摂ること。いわし、さんま、さばなどの**青魚の脂肪には、ＥＰＡやＤＨＡと呼ばれる不飽和脂肪酸が多く含まれています**。これらは血中のコレステロール値を下げる働きがあるので、血液がサラサラになります。また、**ＤＨＡの摂取量が増えるほど、アルツハイマー型認知症にかかりにくくなる**という統計もあります。

青魚以外にも、大豆油やコーン油の植物性脂肪に含まれるリノール酸も、不飽和脂肪酸なのでおすすめです。加工食品のパッケージには、健康に配慮した食品であることをアピールするための「植物性油脂使用」の表示をよく見ます。

しかし、この油については注意が必要です。サラダ油などの植物性脂肪はそのまま使えば不飽和脂肪酸による「血液サラサラ」効果はありますが、熱を通したり加工すると性質が変わり、摂り過ぎると「血液ドロドロ」につながるのです。

植物性脂肪の代表的な食品であるマーガリンも、以前は動物性脂肪からつくられるバターより体によいといわれていましたが、健康被害が指摘されているトランス

【青魚の種類と含まれる栄養素】

●あじ

ＥＰＡ、ＤＨＡ、ＩＰＡ、セレン・セレニウム、たんぱく質

●いわし

ＥＰＡ、ＤＨＡ、ＩＰＡ、イワシ・ペプチド、コエンザイムQ10、セレン・セレニウム、たんぱく質、ナイアシン、ビタミンB_5、ビタミンB_6、ビタミンB_{12}、ビタミンD

●さば

ＥＰＡ、ＤＨＡ、ＩＰＡ、アラキドン酸、コエンザイムQ10、コラーゲン、たんぱく質、ナイアシン、ビタミンB_6、ビタミンB_{12}、ヨウ素

●さんま

ＤＨＡ、コラーゲン、ビタミンB_6、ビタミンB_{12}、ビタミンD

●にしん

ＤＨＡ、ビタミンB_5、ビタミンB_{12}

【栄養素の働き】

ＥＰＡ：アレルギー疾患、高血圧、心筋梗塞、脳血栓、動脈硬化

ＤＨＡ：コレステロール抑制、精神安定、動脈硬化、白内障、不眠症、認知症、視力回復、免疫力強化、記憶力向上、生活習慣病

ＩＰＡ：動脈硬化、脳血栓、心筋梗塞、高血圧

アラキドン酸：免疫力改善・強化、記憶力向上、粘膜強化

イワシペプチド：高血圧

コエンザイムQ10：免疫力強化、高血圧、美肌、老化、肌荒れ、抗酸化作用、心臓疾患

コラーゲン：老化、毛髪、目の疲れ、肌荒れ、美肌

セレン・セレニウム：老化、免疫力強化、動脈硬化、糖尿病、抗酸化作用、がん

たんぱく質：毛髪、骨粗鬆症、筋肉強化、筋肉痛、筋肉疲労、免疫力強化

ナイアシン：肌荒れ、毛髪、不眠症、二日酔い、脳、糖尿病、精神安定、血行促進、肝臓病

ビタミンB_5：毛髪、疲労回復、ストレス

ビタミンB_6：毛髪、免疫力強化、貧血、肌荒れ、糖尿病、精神安定、ストレス、口内炎、抗酸化作用、花粉症、美白、美肌

ビタミンB_{12}：不眠症、疲労回復、貧血、精神安定、ストレス、美白、美肌

ビタミンＤ：骨粗鬆症、骨、歯、老化

ヨウ素：肥満、毛髪、歯

脂肪酸を含んでいることから、その使用を規制している国もあります。また、**マーガリンの摂り過ぎは認知症の危険を増す**ことが明らかになっています。

また、お菓子のポテトチップスの袋にも「植物性油脂使用」と表記がありますし、自宅でつくる野菜炒めも、体にいいからと植物油を使う人が多いでしょうが、植物性油を「加熱」してつくるので注意したいです。

熱を通しても変性しにくい植物油は、オリーブ油と菜種油（キャノーラ油）です。

前述のとおり、昔から料理に**オリーブ油を使い続けている地中海沿岸の住民は、アルツハイマー型認知症の発症が少ない**のです。

イタリア人などは、油で炒めたパスタに、さらにオリーブ油をふりかけます。「食べて飲んで太って」の三拍子の人が多いですが、統計的には意外と長寿なのです。その要因のひとつはオリーブ油なのかもしれません。

脂肪をリノール酸から摂っている人は認知症になりにくかったという研究もあります。リノール酸は、コーン油、ひまわり油、紅花油などに多く含まれています。

40代からは油を選ぶならオリーブ、菜種、コーン、ひまわり、紅花！

7 肉を食べるなら高級な牛肉はやめる！

血液中のコレステロール値が高過ぎると、アルツハイマー型認知症の発症率が上がるといいましたが、かといって、魚や野菜だけ食べていればよいというわけではありません。**「肉はダメで、魚はよい」といった白黒つけたがる思考は危険**です。

実は、ボケの大きな原因となる脳出血などの予防には、適量の肉を食べる必要があります。戦前まではほとんどの日本人は肉を食べていなかったので、動物性たんぱく質の摂取量が絶対的に少なく、そのため、脳卒中に襲われやすく短命の人が多かったのです。つまり、ボケる前に死んでしまっていたわけです。

実際、血中のコレステロール値が低過ぎる人は、脳血管が脆《もろ》くなって血管が切れ、脳出血になりやすいのです。また、うつ病の危険性も高まることがわかっています。脳出血やうつ病は「ボケ」の大きな原因となるので気をつけたいです。

ところで沖縄県民が病気になりにくく長寿として知られているのは、適量の豚肉を食べているからだとも考えられています。**沖縄の人は適量のコレステロールを豚**

肉から摂っているのです。

では、どうすれば適量のコレステロールを摂取できるのでしょうか？

これには調理法がポイントになります。たとえば、魚の炭火焼きととんかつを比べれば当然、焼き魚のほうが低カロリー・低飽和脂肪酸です。

しかし、ファストフード店で食べるような、白身魚を油で揚げその上にタルタルソースをたっぷりのせたフィッシュバーガーと、レタスとトマトをのせたポークバーガーとを比較した場合、実は魚のバーガーのほうが高カロリー・高飽和脂肪酸になってしまうのです。

つまり、**問題は「魚か肉か」ではなく、何をどう調理するか**なのです。沖縄の豚肉料理が健康と長寿に効果があるのは、豚肉そのものの栄養はもとより、その独特の調理法からもたらされています。

沖縄の豚肉料理の基本は「ゆでこぼし（食材をゆでて沸騰《ふっとう》したら、いったんゆで汁を全部捨てて、ゆで汁のにごりがとれて澄《す》んでくるまで、新しい水でゆで直すこと）」にあります。その昔、気温の高い沖縄では貴重な豚肉を長持ちさせるために、塩漬けにして保存しました。塩漬けにされた肉を調理する際、塩を抜くために、ゆでこぼしを繰り返しながら長時間煮込んだのです。そうすることで、ゆでた肉から食塩やアクとともに、余分な飽和脂肪を取り除いたのです。

沖縄にはラフテーという豚の三枚肉の角煮料理があります。皮の部分がゼラチン状にねっとりとした舌触りを与え、その下の脂《あぶら》がとろりと溶け、そして赤身が上品な味を醸《かも》し出しながらしっとりとほぐれる、まさに絶品料理です。

見た目には白い脂肪部分のボリュームがかなりありそうですが、脂質の本体が絶妙に抜けていて、味もしつこくないのです。１人前１００ｇたっぷり食べて、しっかりたんぱく質やコラーゲンを摂取しても、２００kcalしかないのです。

それに対して、高級で新鮮な牛肉はＮＧです。この種の肉は「刺身でも食べられるので、さっと炙《あぶ》って」ということになります。なぜなら、高級で新鮮な牛肉は衛生上、殺菌のために加熱する必要がなく、この種の肉特有の旨みは脂肪の旨みなので、脂が落ちないように調理することをすすめられます。しかし、結果的にはラフテーに比べて大量の飽和脂肪酸を食することになるのです。

１日１００グラムの豚肉ゆでこぼし料理は「ボケ予防」に効く！

沖縄料理「ラフテー」のつくり方

①

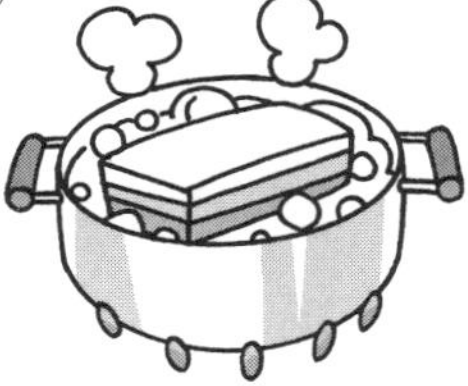

豚肉を湯洗いして水からゆでる

②

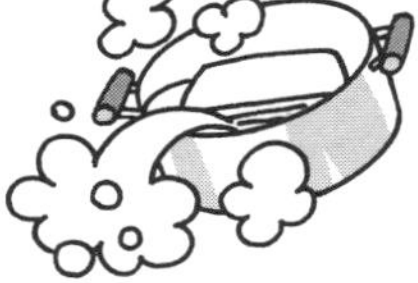

沸騰したら湯を全部捨てる。2回目も水から約50分ゆでる

③

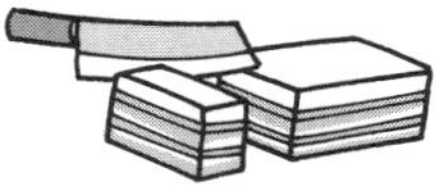

ゆで上がったら2㎝幅に切る

④

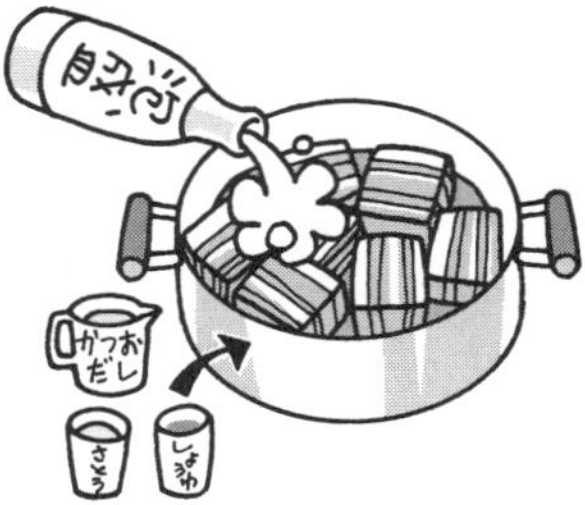

かつおだしと豚肉、泡盛を入れ、煮えたらさとうを入れる。さらにしょうゆを加える

⑤

1時間ほど煮る

⑥

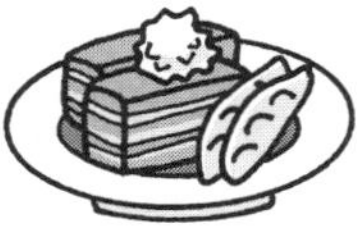

しょうがをのせるとさっぱりと食べられる

8 「ボケ予防」にサプリメントを頼ってはいけない！

日本食は低カロリーで健康によいとして世界から注目されています。魚中心の献立が多いということと、煮物やおひたしのように、野菜をおいしく食べる調理法に長《た》けているということがその理由に挙げられるでしょう。

高カロリーを摂ると、体内には「活性酸素」という毒素が増えます。本来、活性酸素は細菌などから身を守るための免疫《めんえき》効果を持っていますが、大量発生すると、自分自身の細胞やＤＮＡを傷つけて、老化やさまざまな病気につながります。

活性酸素によって傷ついた細胞は、体内の酵素《こうそ》によって修復されるのですが、この働きは年齢とともに衰《おとろ》え、**40歳を過ぎるとこの修復作業が追い付かなくなるのです。**

活性酸素は高カロリーだけが原因ではなく、喫煙や排気ガス、紫外線、食品添加物などからも発生し、ストレスや心労といった精神状態も発生原因になります。

野菜を食べることがよいといわれる理由は、この活性酸素に対抗する力を持ったビタミンCをはじめとする栄養素、これを「抗酸化物質《こうさんか》」といいますが、それらを豊富に含んでいるからなのです。

このほかの抗酸化物質としてよく知られているのは、アーモンドやピーナッツ、コーン油に多く含まれるビタミンE、トマトの赤い色素の中のリコピン、にんじんに含まれるカロテン、ゴマに含まれるセサミノール、大豆の中のイソフラボン、お茶の中のカテキンなどです。

抗酸化物質は老化防止（アンチエイジング）の効果が期待されているだけでなく、がんや心臓病、脳卒中の予防にも効果があることがわかってきました。

また徐々にではありますが、**野菜を食べることが「ボケ予防」にも効果**がありそうだ、というデータが出てきつつあります。

オランダの地域住民による前向き研究では、約6年間に食事からビタミンCとEを多く摂った人々は、アルツハイマー型認知症の発症が約80％に抑えられたのです。

アメリカのシカゴ住民の調査では、食事の全食品を分析し、その食べ物に含まれているビタミンEの多少を4段階に分類し、アルツハイマー型認知症の発症率との関係を調べました。**最もビタミンEを多く摂ったグループは、最も少なかったグル**

ジュースと認知症の発症率

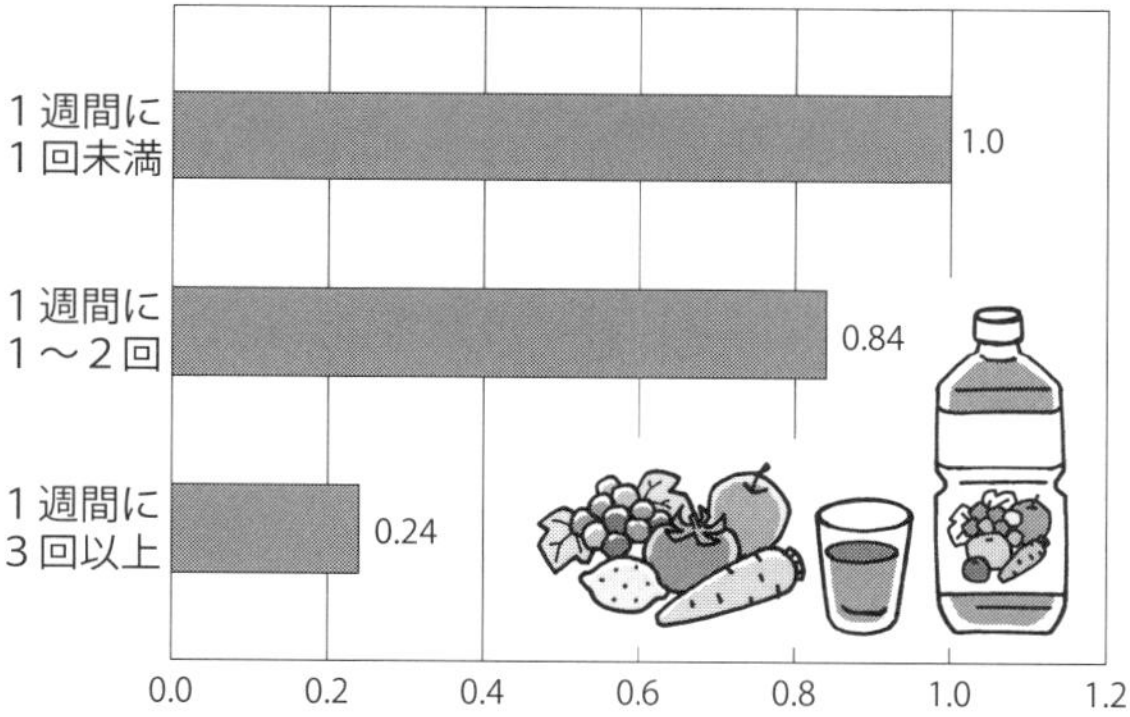

Dai Q. Am J Med. 2006

ープと比べてアルツハイマー型認知症の発症が70％に抑えられていることがわかりました。

さらにこの研究がユニークなのは、そのビタミンEの摂取を、食べ物由来とサプリメント由来とに区別して分析したことです。

その結果、食べ物由来のビタミンEは先述のように、十分にアルツハイマー型認知症の予防効果があったのですが、反対にサプリメントの形で摂っている人には十分な効果が見出せなかったのです。

今この結果を知って、サプリメント好きの人はショックを受けたかもしれません。しかし、**ビタミンは食べ物から摂食**

したほうが無難といえます。

最近では野菜や果物をジュースの形で摂取しても、認知症予防効果があることが報告されました。

アメリカ・南フロリダの研究チームが約1800人を10年間にもわたって調査した結果で、野菜・果物ジュースを週3回以上飲む人は、週1回未満の人に比べてアルツハイマー型認知症の発症率が約4分の1になったのです（前ページ参照）。

サプリメントやジュースは野菜嫌いなアメリカ人の文化なのかもしれませんが、豊かな野菜料理の文化を持つ私たち日本人は、いたずらにサプリメントやジュースに頼る必要はないでしょう。

40代からは1日300グラムの緑黄色野菜、120グラムの大豆類を食べよう！

9 カフェインには「ボケ予防」の効果見られず？

コーヒーを飲むと目が覚めて、頭がシャキッとする気がします。コーヒーの長期摂取は、動物実験やカフェインの薬理効果から「ボケ予防」によさそうだと考えられてきました。今までの基礎研究から、カフェインの「ボケ予防」効果は次の3点に集約されます。

①認知機能と記憶能力にカフェインが有効な働きをする
②カフェインがアルツハイマー型認知症の原因となるアミロイドベータの産生を抑える性質と作用を持っている
③カフェインの鎮静《ちんせい》効果が抗うつ作用を持つ

実は最近まで、「コーヒーの長期摂取がボケ予防に効果あり」という決定的なエビデンスはありませんでした。ところが2009年、「中年期にコーヒーをよく飲む習慣がある人は認知症になりにくい」という研究結果が、医学雑誌『アルツハイマー病ジャーナル（Journal of Alzheimer's Disease）』に発表されたのです。

この研究によると、**中年期から1日3〜5杯のコーヒーを飲んでいた人は、熟年期に認知症になる危険性が65％も減少**したことを認めました（かなりの量ではあると思いますが……）。またこの研究では、コーヒーの対照として紅茶の効果も調べた結果、「紅茶はボケ予防効果なし」という結論が出たのです。

誰しも、自分の国の文化は誇りたいものです。前述の研究では生彩《せいさい》を欠いた紅茶ですが、本場イギリスの調査では、**紅茶を多く飲むほど「ボケ予防」効果が高まる、**という結果が報告されています。

実は、我が国にもお国自慢の研究結果があります。東北大学の栗山《くりやま》博士は、「緑茶を飲むとボケない」という研究結果を報告しています。仙台市郊外に住む70歳以上の1003人を対象に、嗜好《しこう》飲料と認知症の発症の因果関係を研究したのです。

研究対象となった人たちは、記憶力を含めた認知機能の試験を受け、また緑茶などの飲料をどのくらいの頻度《ひんど》で飲んでいるかのアンケートに答えたのです。その結果、**1日2杯以上緑茶を飲む人たちは、1週間に3杯以下しか飲まない人たちに比べて、認知機能低下のリスクが0・46と、半減**することがわかりました。この研究では、コーヒー、紅茶、ウーロン茶では緑茶のような「ボケ予防」効果は認められなかったと結論づけています。
コーヒー、紅茶、緑茶――これらにはどれも同じように種々のポリフェノールが含まれているのに、国によって研究結果が違ってくるのは、いったい何を意味しているのでしょうか？　しかも、いずれもその国特有の嗜好品に軍配が上がるなんて……。

この研究結果から、**飲み物の純粋な成分以外の因子が「ボケ予防」に関係している**と考えられるのではないでしょうか。たとえば、お茶を飲みながら友人と触れ合うことが「ボケ予防」に効いている……とか。

仙台では緑茶を飲む人が紅茶を飲む人より圧倒的に多いため、「茶飲み友達」をつくりやすい。それに対して、イギリスでは紅茶党がメジャーということでしょう。**嗜好品の決め手は「何を飲むか」ではなく「誰と飲むか」**ですが、「ボケ予防」にも同じことがいえるのでしょう。

40代からは気の合う仲間とお茶しよう！

10 伝統的和食だけでは「ボケ予防」に不十分！

和食は現在、世界的に見ても健康優良食であると考えられています。炭水化物、魚、野菜、豆類を多く摂る和食は低カロリーで栄養バランスがよく、飽和脂肪酸の量が抑えられるからです。日本人が、世界の長寿第1位なのも、和食によるところが大きいといわれています。

飽食《ほうしょく》の時代、高血圧や糖尿病、高コレステロール、メタボリック症候群など、生活習慣病が先進国では問題になっています。だからこそ、生活習慣病の予防に対して和食の絶大なる効果がクローズアップされているのです。

ところで、伝統的な私たち日本人の食事は、ほんとうに健康長寿に適したものだったのでしょうか？「ボケ予防」の観点からは、どうだったのでしょう？

実は、伝統的な和食は決して健康食として最適とはいえなかったのです。特に脳卒中の予防に関して、和食は最適どころか最悪でした。

それを示す記録が残っています。伝統的な和食を摂っていた昭和20年代までは、

日本は世界の先進国の中では短命国として有名。死因のトップは脳卒中で、「ボケ」の原因も脳卒中がダントツ1位でした。

では、その後わずか30年で脳卒中が原因による死亡を減少させ、欧米諸国をごぼう抜きにして、日本が世界一の長寿大国になった理由は何でしょうか?

そこにはふたつの大きな要因があります。

ひとつは肉・魚類から必要なたんぱく質を摂取できるようになったこと。戦後、食の欧米化が進み、一般家庭でも肉を食べるようになりました。さらに、流通システムが発達したので、内陸でも海の魚が食べられるようになったこと。**戦前の日本の食生活に不足していた動物性たんぱく質が補充**されるようになり、このことが、日本が長寿大国にのし上がった最大の要因です。

もうひとつの要因は、減塩に成功したこと。**脳卒中が多かった最大の原因は塩分の摂り過ぎであることが明らかになり、国を挙げての減塩運動が進んだ**のです。高血圧に対する危機意識が国民的に高まり、高血圧を用心し、かつ早期発見して血圧降下の対策をしたことが功《こう》を奏《そう》して、長寿と「ボケ予防」につながったわけです。

もちろん、高血圧に対する薬物療法などの医学的環境の進歩や普及も長寿に関係

減塩のコツ

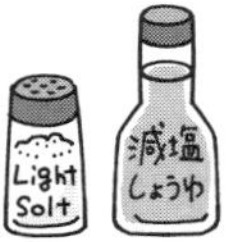

①塩分が必要な時は塩分カットの塩や減塩しょうゆを使う

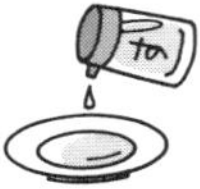

②減塩しょうゆに半量の酢を加える

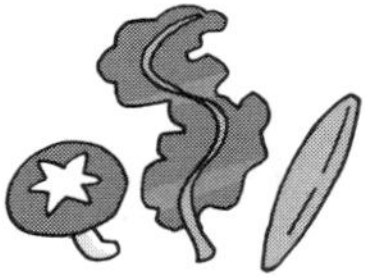

③昆布、かつお節、しいたけなどから取っただしをきかせる

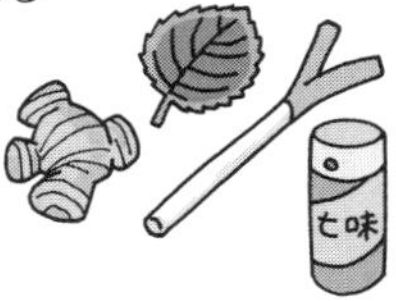

④わさび、山椒などの香辛料やしそ、しょうが、ねぎなどの香味野菜を活用する

していますが、食に関していうなら、伝統的な和食の内容（食材、成分）の変化が長寿のカギを握っていたのです。

和食から**多過ぎた塩分を減らし、不足していた適量の肉と乳製品をプラス**するという条件が満たされた時、和食は「最強のボケ予防食」となるのです。

40代からは減塩和食＋適量の肉と乳製品で「ボケ予防」！

11 塩辛いおかずは「ボケ」の原因になる！

日本人は白米が大好きです。家の食卓で食べるご飯以外にも、コンビニのおにぎりや回転寿司など、私たちのそばにはいつも白米があります。

米食は栄養価に優れ、満腹感が得られる割にカロリーが抑えられるので、ボケを予防する食事に最適として、世界的にも評価されています。ニューヨークやパリ、北京など、世界の都市で日本食レストランが雨後《うご》の筍《たけのこ》のように現れ、各国の健康オタクたちが「Ｓｕｓｈｉ！　Ｓｕｓｈｉ！」と騒いでいます。

しかし、いかの塩辛のような**塩分の多い食品をおかずにして米を食べ過ぎると、脳卒中になる危険性**が高まります。戦前までの日本人は、漬物や味噌汁、佃煮《つくだに》など、塩分が過剰な料理をおかずにして、主食である米をたくさん食べてきました。前述のように、かつての日本は副食としての肉や魚がなかなか手に入らない状況でしたから、満腹感を得るためには米をたくさん食べる必要があったのです。

少ないおかずで米をたくさん食べるために塩やしょうゆ、味噌で濃い味付けをした結果、知らず知らずのうちに塩分が過剰摂取されることになったのです。それが、**かつての日本を脳卒中大国にした最大の原因**でした。

食生活の習慣は一朝一夕《いっちょういっせき》でき上がるものではありませんし、それは個人だけのものではなく民族固有のものです。動物性たんぱく質に恵まれず、少ないおかずでたくさんの白米を食べて満足が得られるという体質は、現在の日本人にも脈々と受け継がれています。

グルメ番組でも塩辛いおかずを話題にする時、「これだけで、ご飯が何杯でも食べられますね」というのはよく聞かれるフレーズです。ひとしきり食べて飲んだ後でも、お茶漬けは別腹で、漬物と一緒に軽く一杯サラサラいただかないと満足できない、という人もたくさんいます。

このように、**米をよく食べる人は、知らず知らずのうちに塩分を過剰摂取**し、たんぱく質が不足してしまうことがあります。これは脳卒中の最大の危険因子となり、「ボケ」につながります。

40代からは味の濃いおかずは避けよう！

12 ホルモン療法はアメリカでは警告の対象に！

いつの世も、世界のどの国でも、女性のほうが男性より元気です。**こまめに体を動かし、人と積極的にかかわるという「ボケ予防」に重要な活動性も、女性のほうが秀でている**ように感じます。また、私が全国各地で行っている「認知症予防の講演会」に参加されるのは、７対３で女性優位です。

ところが、そんな元気な**女性のほうがアルツハイマー型認知症に限っては、男性よりもなりやすい**のです。統計によっても異なりますが、男性：女性＝１：２ともいわれています。

社会学的には女性のほうが認知症になりにくいと考えられるので、これには生物学的な因子が関係していると予想されます。現在、その因子として考えられているのが、**女性ホルモンのひとつであるエストロゲンの変動状態の男女差**です。

エストロゲンは長い間、女性特有のホルモンであると考えられてきました。だからこそ、女性ホルモンに分類されていたのです。しかし、実は男性の血液中にもエストロゲンは存在することがわかっています。男性も少ないながら、一定量の女性ホルモンを産生し続けているのです。

一方、女性のエストロゲン・レベルはもちろん男性より格段に高いのですが、その生涯での変動も大きいのです。**更年期《こうねんき》を迎えると、女性のエストロゲンは急激に減少**します。ただし、更年期障害にも個人差があるように、エストロゲンの変動にも個人差があるようです。

エストロゲンの減少によって引き起こされる病気に骨粗鬆症《こつそしょうしょう》があります。これは骨密度が低下し、脆《もろ》くなって折れやすくなる状態です。アメリカ・ハーバード大学のタンらは900人以上の女性に対して、骨密度とアルツハイマー型認知症、そしてエストロゲンとの関係について調べました。

8年後、**骨密度が高かった人のアルツハイマー型認知症の発症率は、低かった人の約半分**という結果が報告されました。これは**骨密度が低い人はエストロゲンが少なく、骨密度が高い人はエストロゲンが多い**ことと比例しています。

となれば、閉経後、エストロゲンを薬の形で補《おぎな》えば、「女性はボケずに、しかも骨も丈夫になる！」ということになります。現実に、アメリカではエストロゲンをさまざまな女性特有の病気の予防薬として用い、長期的な補充療法の有用性を証明しようとしました。エストロゲンの補充療法で、女性がいつまでも若々しく、病気にもならなければ素晴らしい！　というわけです。

ところが、です。**ホルモン療法という不自然な形で補おうとすると、期待されたほどの効果がないばかりか、心臓病・脳卒中・乳がんなどのリスクが高まる**ことがわかってしまいました。アメリカ食品医薬品局（FDA：日本の厚生労働省にあたる機関）からは、エストロゲン治療に警告が出される始末です。

エストロゲンは、自然な形で補充するのが一番。次の項でも話題にしますが、**大豆に含まれるイソフラボンは強力な植物性エストロゲン**です。豆腐や味噌、納豆などの大豆類を多く摂取する日本人女性が、高齢になっても同年齢の欧米人と比較して若々しいのは、食生活の影響かもしれません。

さらに、大豆を食べるだけでなく、**ときめいたりワクワクするとエストロゲンは分泌される**のだとか！　アイドルや韓流スターを追いかけるのも有効!?

40代から女性は大豆と恋愛で骨太《ほねぶと》の「ボケ」知らずを目指そう！

大豆イソフラボンを含む食品群

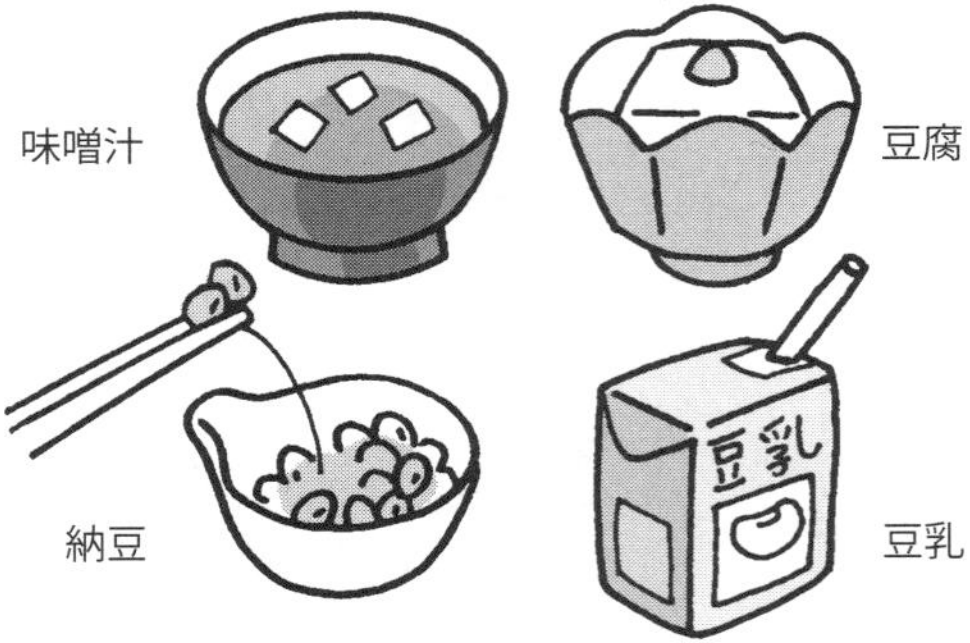

ときめくと分泌されるエストロゲン

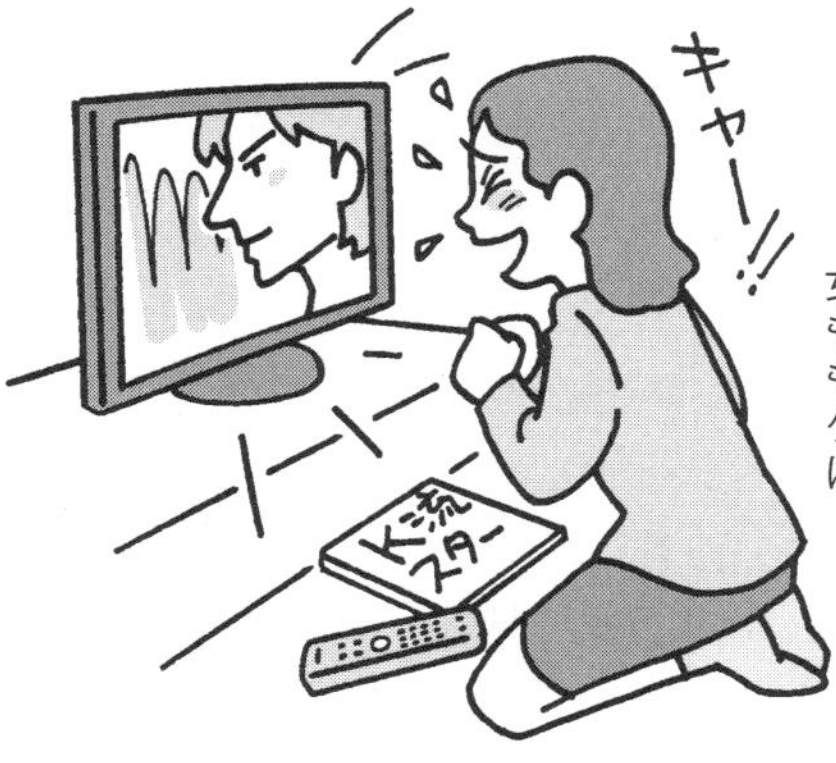

女性はいつまでもときめく心をもつことが「ボケ予防」のためにも大切

13 男性が大豆を食べても脳卒中予防の効果なし！

和食でおなじみの豆腐や納豆、味噌などの大豆を原料とする食品には、大豆イソフラボンが多く含まれ、健康によいことには異論がないと思います。大豆は「畑の肉」といわれ、良質のたんぱく質やビタミンなどの抗酸化物質を含み、しかも低脂肪で、ボケ予防食としては最適です。

２００７年にこの**「大豆イソフラボンが女性の脳卒中予防にも明らかに効果がある」**というデータが、日本から世界に向けて発信されました。大阪府にある国立循環器病研究センターのグループが**「大豆イソフラボンを多く摂取する女性は、脳梗塞になりにくい」**という統計結果を報告したのです。

アメリカの医学雑誌『サーキュレーション（circulation）』に発表されたこの論文では、およそ4万人の日本人を約12年もの間追跡調査した結果、女性では、大豆を週に5日以上食べた人たちは、週に0～2回しか食べなかった人たちに比べて、脳卒中になる率が約３分の２であったというのです。

この研究は、**大豆の摂取と脳卒中の発症の因果関係を明らかな形にした**ということで、脳卒中学会からも注目されました。

しかし残念なことに、この研究では**大豆を食べれば食べるほど脳卒中になりにくかったのは女性のみで、**男性にはその有効性は確認できませんでした。

その理由は、前項で説明したように、男性も少ないながら、エストロゲンが分泌されていますが、大豆を食べることで女性ほど劇的な変化が認められないのかもしれません。また、男性は塩分の摂取量が多過ぎたり喫煙の影響があって、大豆イソフラボンの効果を揉《も》み消してしまったのではないかとも推測されます。

つまり、**塩分を多く摂ったりタバコを吸い過ぎると、大豆食品をいくらたくさん食べても、脳卒中は予防できない**ということなのです。

ただし、大豆イソフラボンを多く摂ろうと、味噌汁をたくさん飲んだり、しょうゆをたっぷりかけて豆腐や納豆を食べたりすることは、脳卒中予防として逆効果です。**1杯の味噌汁には、なんと1・2グラムもの塩分**が含まれているからです。

医学的にいえば、大豆イソフラボンを多く含みながら、塩分控えめの味噌汁が理想なのですが、食習慣はおいしくなければ長続きしません。減塩の味噌汁では満足

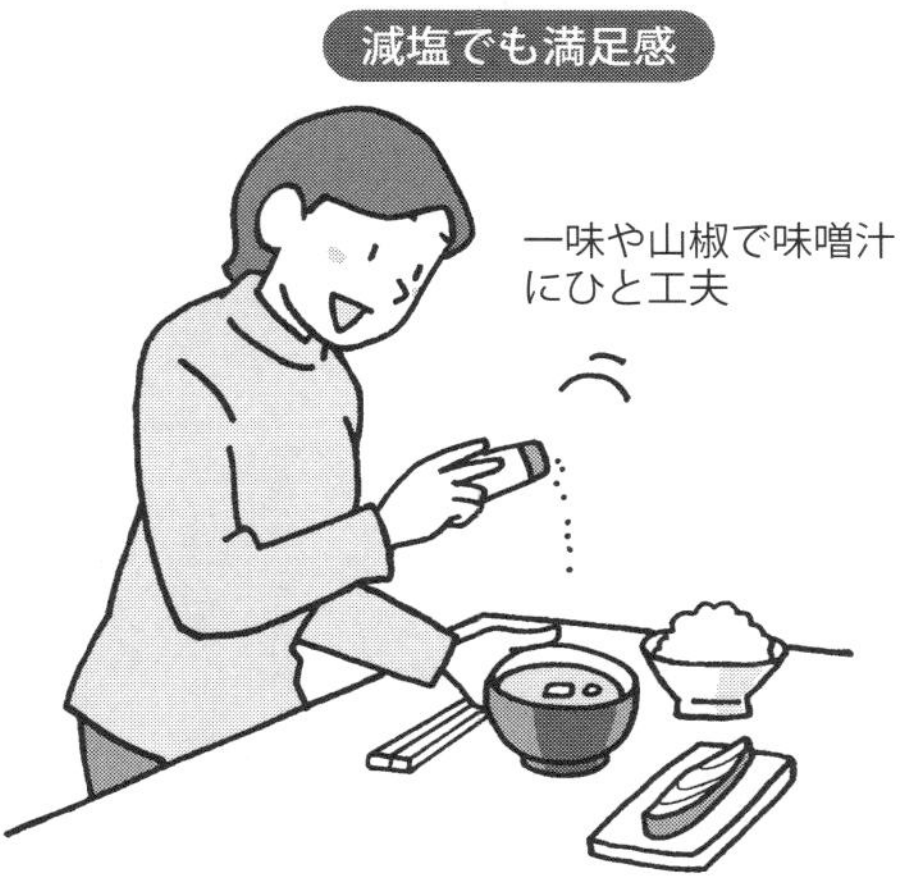
減塩でも満足感
一味や山椒で味噌汁にひと工夫

感が得られず、その結果、何杯も飲んでしまったり、ほかの塩分の多いものを食べてしまいがちです。

ボケないために、どんな味噌汁を1日に何杯飲むのが健康に最適か？

これは難しい判断です。ちなみに、前述の大豆と脳卒中研究のリーダーである小久保先生は、「おいしい普通の味噌汁を1日1杯召し上がってください」とコメントしています。おいしく減塩の味噌汁を味わうには、一味唐辛子や山椒などの香辛料に凝《こ》るのもアイデアでしょう。

40代から女性はおいしい味噌汁を1日1杯飲もう！

14 「ボケる」「ボケない」は体質ではなく生き方が決める！

認知症を発症するかしないかは、体質よりも生活習慣病の要素が大きいのです。よって、遺伝よりも環境的な因子が大きく関係しているわけです。

研究結果からも、**ボケやすいかボケにくいかは、人種で決められるものではなく、その人の食生活やストレスの度合いが関係している**と考えられています。

たとえばアフリカ・ナイジェリアのヨルバ民族を対象にした有名な疫学研究があります。居住国の異なる、ふたつのヨルバ民族を調査したのです。一方は母国ナイジェリアに暮らし、もう一方はアメリカ・インディアナ州で生活していました。食生活やライフスタイルの異なる国に暮らすヨルバ民族のアルツハイマー型認知症の発症率を比較したものです。

比較研究してみると、アメリカ在住のヨルバ民族はナイジェリア在住のヨルバ民族に比べて、約2倍もアルツハイマー型認知症になりやすかった、という結果になりました。**同じ人種、出身地でありながら、住む場所の違いによって差が出た**こと

「ボケる」「ボケない」は遺伝より環境

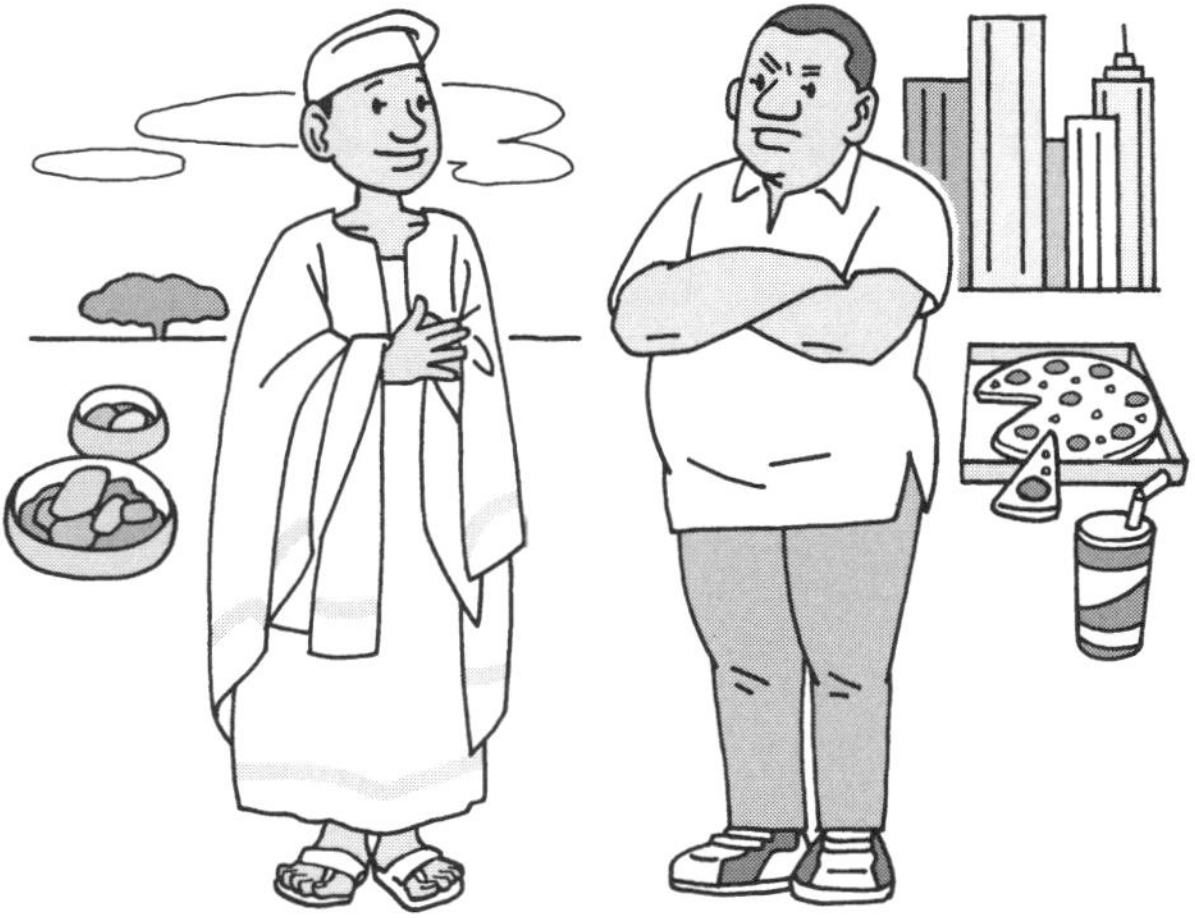

母国ナイジェリアに暮らすヨルバ民族とアメリカへ移住したヨルバ民族。生活習慣の違いが「ボケる」「ボケない」を決める

に対して、食生活やストレスの差がアルツハイマー型認知症の発症に関係している、と判断されたのです。

アメリカ在住の人々は、食事の摂取カロリーが高いことと脂肪の摂取量が多いことが特に起因して、アルツハイマー型認知症になりやすいと分析されました。そしてこの研究の分析では、**食事だけではなく、ストレスの度合いも無視できない**という解釈がなされています。

飽食とアルツハイマー型認知症の発症率が高いことが問題になっているアメリカでは、食生活とアルツハイマー型認知症との関係を調べた前向き研究がたくさん報告されています。

たとえば、ニューヨーク・マンハッタン郊外の65歳以上の住民980人の、摂取カロリーとアルツハイマー型認知症の発症率との関係を調査したところ、4年の経過観察後には驚くべきことに、242人もの人がアルツハイマー型認知症になっていました。なんと、**およそ4人に1人の割合**です！

この人たちを摂取カロリーの高低で4つのグループに分けたのですが、最も摂取カロリーの高いグループの人たちは、最も摂取カロリーが低い人たちに比べて、アルツハイマー型認知症になるリスクが１・５倍にもなるという結果が出ました。前項でも述べましたが、過剰なカロリーと飽和脂肪酸の摂取は分が悪いようです。

人種といえば、アメリカ人とインド人の食生活を比較した研究があります。

そこには、**カレーをたくさん食べるインド人は、アメリカ人に比べて認知症になる危険が3分の1である**という報告があります。さらに、**カレーをまったく食べないシンガポール人は、よく食べるシンガポール人に比べて認知症になる危険が2倍になる**という研究もあります。

基礎研究では、**カレーの黄色のもととなるターメリックに含まれる、クルクミンというポリフェノールが認知症を予防している**のではないかと考えられています。

40代からもカレーを食べて生活全般を見直そう！

15 食の欧米化で40歳以上男性の2人に1人が肥満に！

沖縄県は世界でも有数の長寿地域として有名ですが、同時にボケが少ない地域としても知られていました。

専門家チームが、沖縄の人はなぜボケないで長寿なのかということを研究した結果、温暖な気候や沖縄の人の生まれ持った体質が関係しているのではないか、といった説が唱《とな》えられたこともありました。

ところが、食生活を含め、**沖縄の人たちの生活習慣が大きく変化するにつれて、状況は変わっていきました。**

厚生労働省調査による都道府県別平均寿命では、沖縄の男性は1985年まではトップ。その後も上位を走っていたのですが、2000年には、なんと26位まで転落。この「異変」は**「沖縄26ショック」**として有名です。

なぜ沖縄男性の平均寿命はこんなに急に下がってしまったのか。

その原因を特定するために、疾患《しっかん》別に細かく分析したところ、30〜60代という比較的若い年齢層の脳卒中死亡率が著しく悪化していたことが判明したのです。

次に、年代別に分析してみると、伝統的な生活習慣のまま過ごしている高齢者層は、脳卒中に無縁のまま長寿を維持していたのですが、温暖な気候の土地に住み、先祖から長寿のＤＮＡを受け継いでいるはずの中年層の人たちが、バタバタと脳卒中で倒れていたのです。

沖縄でのこうした事実と分析によって、脳卒中になるかならないかの最も決定的な要因は、**生まれ持った体質や気候などではなく、毎日何を食べて、どんな暮らしをするか、**という「生活習慣」にあることが、いっそうはっきりしたのです。

生活習慣の中でも、**脳卒中は特に食生活の影響が大きい**のですが、沖縄では伝統的に、脳卒中予防に最適な食生活がつくり上げられてきました。外国と地理的に近いので、沖縄では中国や東南アジア、そして本土から消えつつある「古き日本」の影響を受けながら、**独自の「チャンプルー文化」**が形成されていったのです。

ちなみに、沖縄料理などでもよく使われる「チャンプルー」という言葉は、インドネシア語、マレー語の「チャンプール」から来ていると考えられていて、意味は「混ぜる」。何でもかんでもごちゃ混ぜにするということではなく、さまざまな文化の長所を取り入れながら、総合的に調和・バランスをとるという意味なのです。

沖縄の伝統的な食生活は、まさに「チャンプルー文化」の象徴でした。

たとえば、沖縄料理を代表するメニューのひとつ「ゴーヤ・チャンプルー」は、ビタミン豊富な沖縄野菜のゴーヤと、動物性たんぱく質の豚肉、そして植物性たんぱく質の豆腐とが、栄養学的にも見事に「チャンプルー」されているのです。

これらの沖縄伝統料理を日常的に食べていた沖縄の人はボケが極端に少なく、世界で一番の長寿を誇っていたのです。

ところが、近年の食生活を中心とした生活習慣の変化によって、脳卒中が急増して「ボケ」も増えてきてしまったのです。

沖縄の人は肉が大好きです。前述のように、沖縄では貴重な塩漬けにした豚肉を「ゆでこぼし」（154ページ参照）で、少量ずつ大切に食していたのです。

ところが第二次世界大戦後、そんな状況は一変しました。アメリカによる沖縄の統治が始まり、沖縄の町は急激に欧米化していきました。

今日でも地元の人やアメリカ兵、そして観光客に人気のある「ジャッキーステーキハウス」は、戦後間もない1953年にオープン。当初はアメリカ兵目当てにつくられた、ボリュームたっぷりのステーキが売りの店だったのですが、戦争中、大好きでもなかなか食べることができなかった肉を使った新しい料理は、沖縄の人たちに爆発的に受け入れられていきます。

ステーキハウスの次には、１９６３年に「A&W」というハンバーガーショップがオープン。東京・銀座にマクドナルド1号店ができる7年以上前のことです。

アメリカ占領下の沖縄では牛肉などが安かったのですが、本土復帰後も特例措置《そち》法が適用され、本土では高級な牛肉が沖縄では手頃な値段で手に入りました。この事情は現在進行形のようで、至る所でステーキハウスや焼き肉屋を見かけます。

統計によると、**沖縄は県民ひとり当たりのハンバーガーショップ店数が日本一**。さらに、**県民ひとり当たりのケンタッキーフライドチキンの消費量も日本一**です。

沖縄料理ラフテーの伝統的な「ゆでこぼし」による調理法は脳卒中予防に最適だったのですが、ファストフードの調理法（油を引いた鉄板で焼いたり、油で揚げたり）による肉の飽食は、カロリーも飽和脂肪酸も明らかにオーバーで、高血圧や糖尿病、肥満などの生活習慣病を沖縄の人たちにもたらしました。

沖縄社会保険事務局の調べによれば、沖縄はとんでもない肥満エリアになってし

全国の肥満とやせの状況の推移（20歳以上）

（%）

年次	肥満者		低体重（やせ）	
	男性	女性	男性	女性
1976	15.2	21.1	7.1	8.7
1977	15.6	20.4	8.5	9.7
1978	17.6	21.1	7.2	8.4
1979	16.8	20.0	6.8	9.0
1980	17.8	20.7	7.2	8.4
1981	18.9	22.4	6.0	7.9
1982	19.0	21.8	6.3	7.5
1983	20.4	20.5	5.6	8.0
1984	19.0	20.1	6.6	8.5
1985	18.2	21.0	5.9	8.1
1986	19.4	20.8	6.4	8.9
1987	20.4	21.2	6.4	8.8
1988	20.7	19.8	5.6	9.4
1989	21.8	20.3	6.5	8.5
1990	22.3	21.7	6.2	8.4
1991	23.5	21.5	5.8	8.4
1992	23.9	21.8	5.6	9.5
1993	24.0	21.9	5.8	8.3
1994	22.3	20.9	6.4	9.2
1995	23.9	20.9	5.4	10.3
1996	23.2	20.8	5.8	9.8
1997	23.3	20.9	5.3	9.7
1998	26.3	21.4	5.5	8.9
1999	25.8	20.9	5.2	9.8
2000	26.8	21.3	4.8	10.3
2001	28.0	21.6	4.9	10.1
2002	28.9	23.1	4.4	10.1
2003	27.8	22.2	5.3	10.1
2004	28.4	20.6	4.7	9.8
2005	28.6	22.0	4.3	9.9
2006	29.7	21.4	4.7	9.1
2007	30.4	20.2	4.2	10.7

BMI 25以上＝肥満／ BMI 18.5未満＝やせ

（厚生労働省）

まったことがわかりました。

２００４年のデータでは、**ＢＭＩ（肥満度指数）が25以上で肥満と判定された人は、沖縄男性46・９％、沖縄女性26・１％で、男女とも全国第1位**になっていることがわかったのです。ちなみに全国平均は男性が30％で、女性は20％程度です。

さらに、近年ますますこの傾向が全国的に加速し、**２００６年には40歳以上の男性のＢＭＩが25以上の肥満者は約50％。ついにふたりにひとりが肥満者**になってしまったのです。

このように加速度的に肥満者が増加すれば、長寿大国日本が危機を迎えたことも、当然の結果といえるでしょう。

40代からはファストフードは食べないようにしよう！

16 「あくせく」「イライラ」は脳卒中・うつ病のもと！

沖縄県の人たちは、日本の昔ながらの文化と、近隣諸国のよい習慣をチャンプルーして、独自の気質（考え方や生き方）を確立してきました。**ストレスを上手に解消し、息抜きや気晴らしの方法を取り入れてきたことが、「ボケないで長寿」に最適なライフスタイルを生み出していた**のです。

その沖縄特有の気質を表す言葉、**「ナンクルナイサ」「テーゲー」「ウチナータイム」**についてお話ししましょう。

「ナンクルナイサ」は直訳すると「なんとかなるさぁ」「どうにかなるさぁ」という意味。スペイン語で表現するなら「ケセラセラ」といったところでしょうか。

「ナンクルナイサ」は、たとえば会社が倒産したり、リストラにあったりして途方に暮れている人を励《はげ》ます時に使われる言葉ですが、「がんばって」という言葉とはまったく意味合いが異なります。

「がんばって」に相当する沖縄の方言は「チバリヨー」という別の言葉です。高校球児を応援する時は「ナンクルナイサ」ではなく、「チバリヨー」を使います。失意のどん底にいる人に「がんばって（チバリヨー）」は逆効果なのです。

最近ではうつ病に苦しんでいる人に「がんばれ」と言ってはいけないということも一般に知られるようになりました。「ナンクルナイサ」には、**「運命に対して自然体で、無理をせずに、明るく生きていけば、そのうち何とかなるよ。**だからそんなに心配しないで」といった楽観的な人生観、優しいメッセージが含まれています。こういう考え方ができるだけで、実はかなりのボケ予防になるのです。

次に「テーゲー」ですが、これは悪い意味では「いい加減」「アバウト」。しかしプラスにとらえると、「物事にとらわれない」「ストレスを溜《た》め込まない」という解釈もできます。**物事を大らかにとらえ、小さなことをくよくよ考え込まないという意味でうつ病を回避し、「ボケ予防」に効果**のある気質でしょう。

そして「ウチナータイム」は「沖縄時間」とか**「ゆったりした時間の流れ」**を意味します。以前、友人の結婚式に招かれて那覇に行った時のこと、招待状に記された時間になっても来客はチラホラ、1時間以上経ってようやく式が始まりました。驚いている私にまわりの人は、「これがウチナータイムさあ」と言いました。

沖縄では戦後、食生活に大きな変化が訪れたことは前述しましたが、最近では「ナンクルナイサ」「テーゲー」「ウチナータイム」という沖縄独自の言葉の存続も危機にさらされています。その裏には**異常な「沖縄観光ブーム」**があります。

私は20年ほど前から毎年、沖縄に家族旅行しています。那覇空港到着後、予約しておいたレンタカー会社で車を借りるのですが、当初の沖縄にはまだ「ウチナータイム」が流れていました。私はさっさと手続きを済ませて一刻も早く那覇市内のジャッキーステーキに行って食事をしたいのですが、なかなか車が決まりません。40分ほど待ってやっと車が決まると、次は車の使い方や傷のチェックなど、ゆっくりと説明が続きます。イライラ気分を表に出しては子どもの教育上よくないと思い、**「ここは沖縄なのだからのんびりしよう！」**と自分に言い聞かせていました。ようやく車を借りてレストランに到着。そこでも「ウチナータイム」。注文して待つこと40分、ようやく食事にありつけました。毎年の沖縄旅行も最初の数年間はこんな調子でした。

ところが、２０００年頃から沖縄観光の大ブームが始まると、状況はしだいに変わっていきました。空港周辺にレンタカー会社が増えていきました。車待ちの人であふれかえっているのは例年どおりですが、手続きがシステム化され、非常にスピーディーになっていたのです。空港からレンタカーを借りて那覇の町に向かうまで10分足らずというスムーズさ。レンタカー会社から完全に「ウチナータイム」が消えていました。

本土から沖縄に押し寄せる観光客は時間にシビアです。貴重な短い休みを使って、しかもお金のかかる旅行ですから、1分1秒のムダが許せません。サービスが「ウチナータイム」だと**「なにやってるんだ、早くしろ！」**となります。

レンタカー会社も生き残りをかけて、従業員たちを徹底的にトレーニングしていきます。確かに、最近のレンタカー会社の待ち時間は大幅に短縮されました。

町中のレストランからも「ウチナータイム」が消えました。以前は注文してから料理が出てくるまでに時間がかかるだけでなく、頼んでいないものもよく出てきて、「これ、サービス？」と思ったことも。ところが最近は、頼んだものが迅速《じんそく》に、的確に出てきます。レストランも、本土からの観光客に鍛えられていたのです。

こうした変化を当初、私は快適に思っていました。しかし「ウチナータイム」という、**あくせくしない穏《おだ》やかな時の流れが消え、効率化され、レンタカー会社やレ**

ストランで額に汗して働いていた人たちの顔からは笑顔が消え、あの独特の優しい方言が聞けなくなったことに気づいてから、私はとても寂しくなってしまいました。

もともと「沖縄観光ブーム」は、本土のストレス社会に疲れた人々が、「ウチナータイム」が流れる島に、リラクゼーションと癒《いや》しを求めてはじまったのに、いつの間にか、皮肉にも**ブーム自体が沖縄文化を崩壊させつつある**ような気がします。

「ナンクルナイサ」「テーゲー」「ウチナータイム」が失われた代償は何か？

それは、沖縄が日本本土のストレス社会に巻き込まれたことでしょう。それと沖縄でボケが急増していることとは、直接は結び付かないかもしれません。しかし、**沖縄では20代から60代にかけての自殺者率（人口当たりの自殺者数）が、本土に比べて増加**しているというショッキングな事実もあります。

沖縄の自殺者率が増加している事実と、ストレスから脳卒中やうつ病を発症しボケてしまう人が増えていることとは因果関係がある。これは決して否定できないと思います。

40代からはナンクルナイサの精神でのんびりいこう！

17 「タバコがボケに効く」は過去の話！

タバコのパッケージには「喫煙は、あなたにとって脳卒中の危険性を高めます。疫学的な推計によると、喫煙者は脳卒中により死亡する危険性が非喫煙者に比べて約1・7倍高くなります」と、健康リスクを警告しています。がんだけでなく、脳卒中や心臓病などの生活習慣病の原因にもなると、医者も言い続けてきました。

しかしアルツハイマー型認知症に関して、実は少し前まで「タバコを吸うとアルツハイマー型認知症になりにくい」という学説がありました。

その学説の根拠は、アルツハイマー型認知症を発症すると、情報の伝達をする「アセチルコリン」（認知機能に対して大きな働きをする）と呼ばれる脳内物質が不足するのですが、そのアセチルコリンがタバコのニコチンに似ていて、脳内で働く場所もニコチン受容体と呼ばれているからです。

アルツハイマー型認知症の人が、過去に喫煙していたかを調べる研究でも、僅差《きんさ》ですが、喫煙者のほうがかかりにくかった、という結果が出て話題になりました。

しかし最近の前向き研究では、**喫煙者のほうがアルツハイマー型認知症にかかりやすい**ことが報告され、形勢は逆転しています。

ボケる原因はアルツハイマー型認知症だけではありません。脳卒中やうつ病が原因の場合もあります。ですから、もしタバコがアルツハイマー型認知症の予防に効果があったとしても、脳卒中を引き起こす可能性があるのです。

最近、喫煙と認知機能との関係を直接調べた研究が報告されました。ヨーロッパの65歳以上の９２０９人に、認知機能を調べる簡易知能テスト（ＭＭＳＥ）を２回行い（初年度と２年後）、喫煙者と非喫煙者とでその推移の差を調べたのです。その結果、**喫煙者は非喫煙者に比べて、認知機能の低下が著しい**ことがわかりました。

タバコを吸っている時は頭が冴《さ》えたような気がするかもしれませんが、長い目で見ると、ボケやすいということです。

どうしても禁煙できない方は、拙著『２週間でつくる禁煙脳』（あさ出版）を読んでいただければ幸いです。

ボケの原因、脳卒中を引き起こすタバコは百害あって一利なし！

18 熟年離婚を避けるのが男の「ボケ予防」！

今、結婚しない40代が増えているといいます。また結婚していても「家庭内別居」状態にある中高年夫婦も多いようです。

果たして、他人とかかわりを持つことは「ボケ予防」につながるのでしょうか？

スウェーデンで積極的に認知症予防の疫学研究をしているフラチグリオニーのグループによる、社交性と認知症予防効果の関係を調査した論文があります。

この調査は２０００年に発表され、対象は75歳以上の１２０３人で、調査期間は１９８７年からの３年間。その間に１７６人もの人が認知症にかかりました。

この研究では、生活の中での「人とのかかわりの度合い」について、さまざまな尺度で調査が行われました。結果、**社会的な交流をよく持っている人ほど認知症にかかりにくい**ということが、数字としても証明されたのです。

具体的には、人とのかかわりが少ない人たちは、多い人たちに比べて認知症になる危険が１・６倍も増すという結果が出たのです。さらに、**ひとり暮らしの人は、**

家族など同居人がいる人に比べて1・9倍も認知症にかかりやすい、という結果が出てしまったのでした。

表向きは波風が立っているとは思えないような夫婦が、30年以上の結婚生活を解消して離婚するという「熟年離婚」が話題になっています。これは「仕事人間」で「亭主関白」の夫に忍従《にんじゅう》してきた妻が、子どもたちが巣立った後、夫の定年退職などを機に離縁状《りえんじょう》を突き付けるというパターンが最も多いといわれています。

その熟年離婚をした夫婦を追跡調査したところ、**夫のほうは料理や洗濯、掃除などの家事がこなせず、栄養障害で病気にかかり早死にする、**という寒々としたデータがあります。一方の妻は、離婚後は束縛から解放され、友達と一緒に、やれ習い事だ、ヨガだ、旅行だと、楽しくたくましく生きていく傾向にあるようです。

どうやら**熟年離婚で最もボケやすくなるのは、団塊《だんかい》世代やポスト団塊世代の亭主族**といえそうです。ボケ予防の観点からだけでいえば、特に男性にとっては熟年離婚を回避することこそが、ボケないための一番の得策なのかもしれません。

40代から男性はボケないためにも離婚・独身は避けたい！

孤独な生活は認知症にかかりやすい

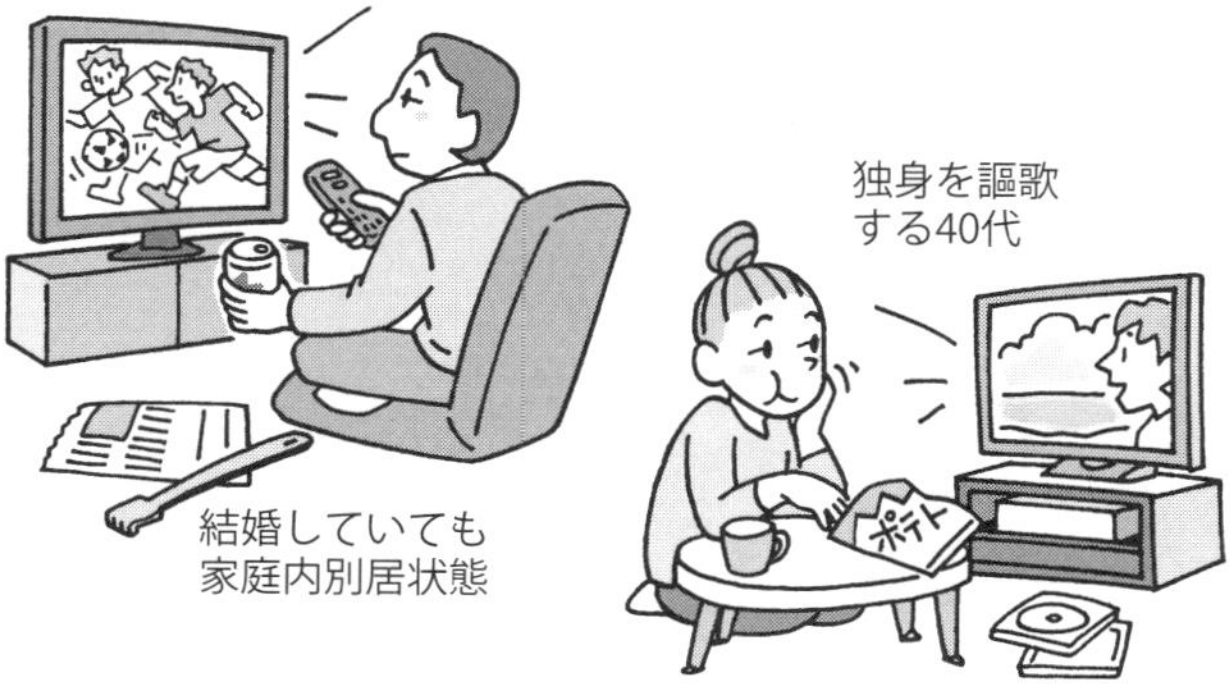
独身を謳歌
する40代
ポテト
結婚していても
家庭内別居状態

熟年離婚のその後

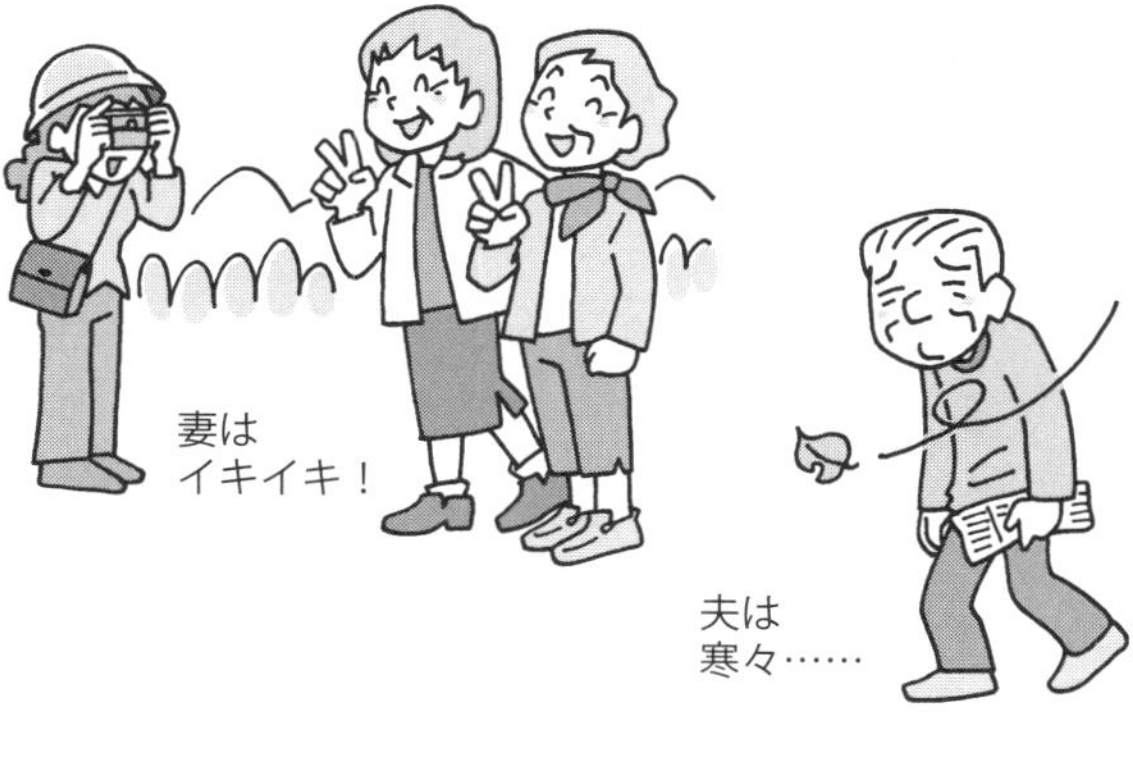
妻は
イキイキ！
夫は
寒々……

第4章　「認知予備力」を強くすればボケは防げる

●「ボケ」「認知症」「アルツハイマー型認知症」それぞれの違い

「もの忘れ外来」では、「ボケと認知症とアルツハイマー型認知症とはどう違うのか？」という質問を多く受けます。

「ボケ」とは日常用語で、「その人らしからぬ、的外《まとはず》れな言動がみられる状態」です。たとえば、几帳面《きちょうめん》だった人が片付けられなくなったり、食事をしたことを忘れてしまったりといった症状です。**「認知症」とは医学用語で、そのボケが継続して悪化していく病気**のこと。そして、**「アルツハイマー型認知症」とは、数ある認知症の原因のひとつ**です。

では、ひとつずつ詳しく説明していきます。

まず「ボケ」ですが、私たちの生活や仕事の会話の中でも、「疲れたので頭がボケてきた」というように、ごく日常的に使われる言葉です。漫才の「ボケとつっこみ」のように使われる場合は、「おとボケ」のようなニュアンスを持ちます。

しかし、**「一過性《いっかせい》のボケ」**ではなく、**「高齢者がボケてくる」**といった使い方を**する時は、ほぼ「認知症」と同義の意味合いで使われています。**

認知症の症状

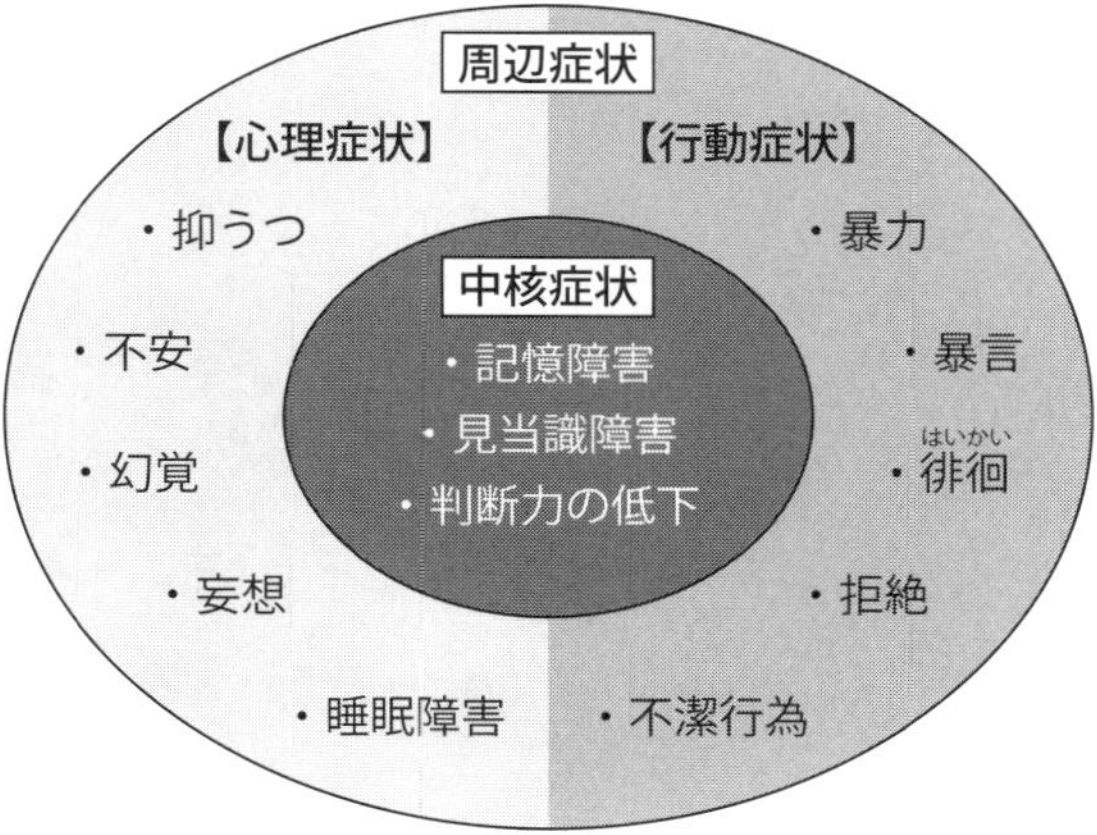

【中核症状】

記憶障害：思い出せない、新しいことが覚えられない

見当識障害：時間や場所、人が正しく認識できない

判断力の低下：適切な言動ができなくなる

「認知症」という言葉についてですが、この病名が使われるようになる以前は、医学的な病名としては長年、「痴呆《ちほう》」という言葉が用いられてきました。しかし痴呆という言葉は「知能程度がはなはだしく劣《おと》っている」という意味を持っているため、病気で苦しむ患者さんに対して差別的で不適切な病名ではないか、という声が識者や医療関係者から上がりました。

そこで、２００４年12月に病名は「痴呆」から「認知症」に変更されました。これに伴《ともな》い、法律や公式文書からは、一切、痴呆という言葉は消えることになり、医学会もこれに対応して、２００５年10月に「日本痴呆学会」は「日本認知症学会」に変更されました。

「認知症」の定義は、「脳や身体の疾患《しっかん》を原因として、記憶・判断力などの認知機能に障害が起こり、普通の社会生活が送れなくなった状態」とされています。つまり、**認知症は「単なる年のせい」ではなく、「ある病気」による結果として、毎日の生活の自立が困難となった状態**を指している病名なのです。

ちなみに、本書では専門的な情報・知識をわかりやすくお伝えするために、なじみの薄い「認知症」という言葉ではなく、日常的に使われている「ボケ」という言

認知症の症状

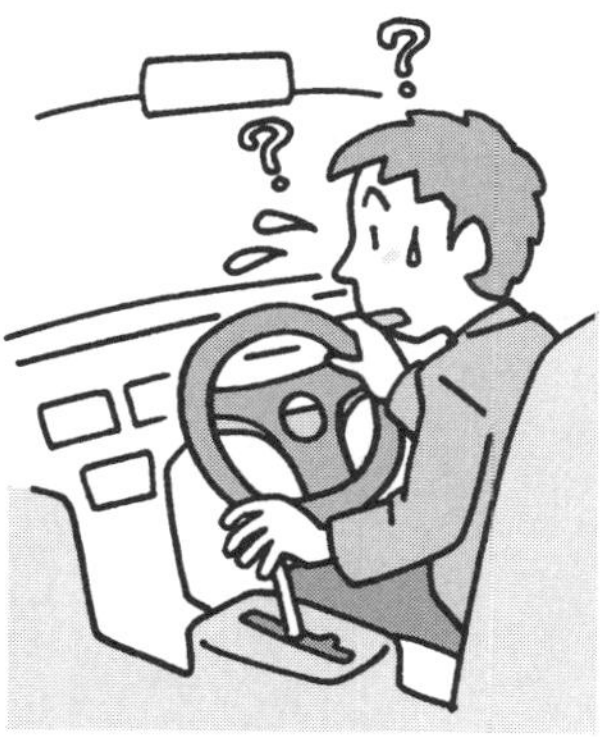

［遂行実行機能の障害］
いつもの段取りを忘れる

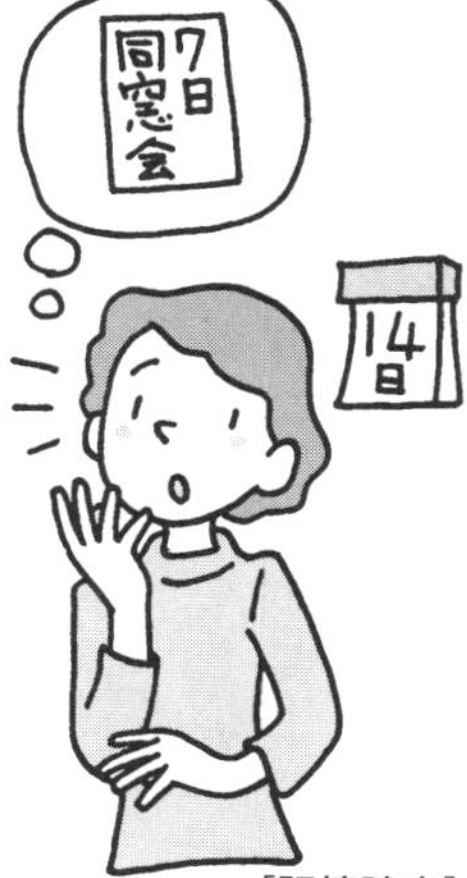

［記憶障害］
日時が覚えられない

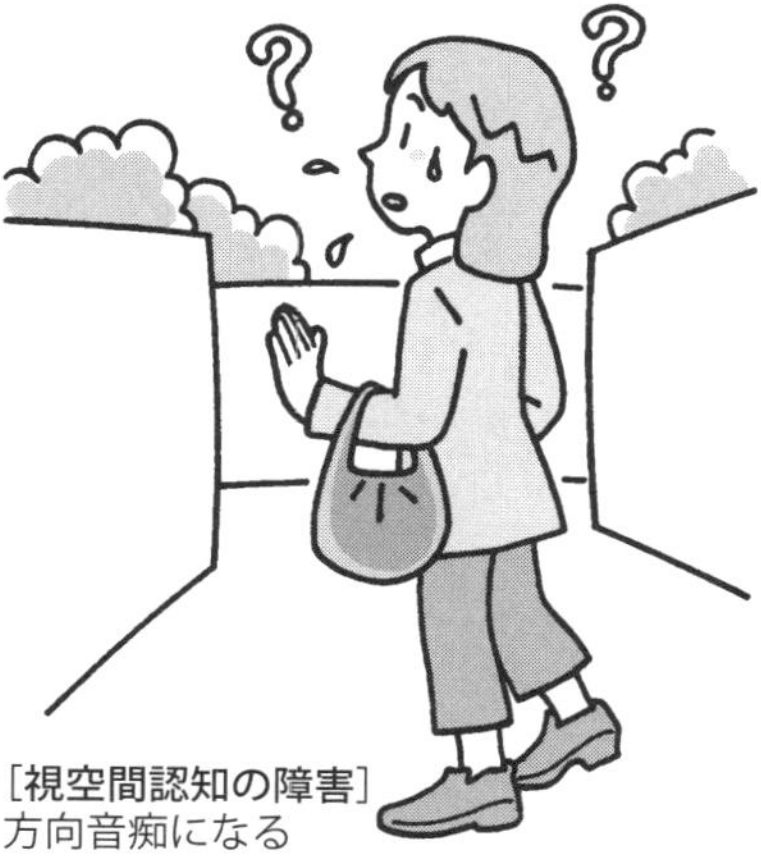

［視空間認知の障害］
方向音痴になる

葉を使用しています。しかし、本書で使用している「ボケ」という言葉は、親しみを込めたものでも蔑称《べっしょう》でもなく、病的に認知機能が低下している状態を意味していることを、改めておことわりしておきたいと思います。

ボケや認知症という言葉はひとつの病気だけを指しているのではなく、その症状や状態を意味するものです。よって、ボケや認知症の原因となる病気はたくさんあります。その代表的な病気が「アルツハイマー病」なので、「認知症」＝「アルツハイマー型認知症」と思われている方が多いのです。

しかし、実際に認知症の原因としてはアルツハイマー型認知症以外にも、レビー小体《しょうたい》型認知症や脳卒中《のうそつちゅう》、うつ病など、非常にたくさんあります。

●「ボケ」の原因となる病気は何か？

「ボケの原因となる病気は？」と聞かれたら、「すべての病気がボケにつながることがある」とお答えしなければならないでしょう。

ここでは、「ボケ」の原因となる病気を3タイプに分けて説明します。

①現在の医学では根治が困難で進行性の病気

■退行変性疾患《たいこうへんせいしっかん》──→アミロイドベータやレビー小体など、神経細胞に毒性のある何らかの原因により、神経細胞が破壊され、徐々に悪化して認知症になる病気。一般に「認知症」と呼ばれるのはこのタイプを意味することが多い。【アルツハイマー型認知症、レビー小体型認知症、前頭側頭葉変性症《ぜんとうそくとうようへんせいしょう》（ピック病）など】

②根治が期待できる病気

■手術でボケが治る病気──→【慢性硬膜下血腫《まんせいこうまくかけっしゅ》、特発性正常圧水頭症、良性脳腫瘍《のうしゅよう》】

■うつ病性仮性認知症──→アルツハイマー型認知症のようにみえて、実はうつ病の状態。

■全身性疾患──→【薬剤性認知症、甲状腺《こうじょうせん》機能低下症、ビタミンB欠乏症、葉酸《ようさん》欠乏症《けつぼうしょう》など】

その他、高齢の方は肺炎や骨折など、体の病気がすべて認知症につながります。

③**病態（病気の質や程度）によって予後（病状や治るか治らないか）が異なる病気**

■**脳血管性疾患**─→いわゆる「脳卒中」のこと。脳卒中の起こった脳の部位や程度などにより、「ボケ」症状は千差万別。【脳硬塞《のうこうそく》、脳出血、クモ膜下出血など】

■**悪性脳腫瘍《のうしゅよう》**─→脳にできるがんなどの病気。【神経膠腫《こうしゅ》、悪性リンパ腫、転移性脳腫瘍など】

■**外傷性疾患**─→脳のケガのこと。【びまん性軸索損傷《じくさくそんしょう》、脳挫傷など】

■**感染性疾患**─→細菌やウイルスなどによって脳が侵される病気。【髄膜炎《ずいまくえん》、脳《のう》膿瘍《のうよう》、ヘルペス脳炎、クロイツフェルト・ヤコブ病など】

ここに挙げた病気はいずれも認知症の原因になることがあります。

重要なことは、これらの中には、**早期発見・早期治療がなされれば、完全に治る可能性のある認知症が存在する**ことです。

「ボケ」が心配な方のために、「もの忘れ」の診断・治療を専門にしている、全国

ボケの原因

- **認知症** → 神経細胞をつぶす
  ※若年性アルツハイマーは
  アミロイドベータの異常
  増加により発症
  - ・アルツハイマー型
  - ・レビー小体型
- **脳卒中** → 神経細胞とネットワークを
  つぶす
- **うつ病** → 神経細胞同士をつなぐ神経
  伝達物質がとどこおる

の認知症専門医のリストを巻末に紹介しておきます。これらの専門医は認知症の診断と治療だけでなく、適切な医療機関への円滑《えんかつ》な振り分けをする役割も担《にな》っています。

●「アルツハイマー型認知症」はなぜ起こる？

認知症の原因となる病気はたくさんあることがおわかりいただけたと思います。いずれも脳に病的な障害が起きて発症するものですが、**その多くはアルツハイマー病が原因の「アルツハイマー型認知症」と、脳血管障害からくる「脳血管性認知症」です。**

では「アルツハイマー型認知症」について詳しくみていきます。

まずはその病名の由来から。

1901年、ドイツ・フランクフルトにあるアロイス・アルツハイマー博士（1864〜1915）の病院に、アウグステという51歳の女性が入院してきました。

彼女は「もの忘れ」がひどく、自宅の玄関や台所、トイレに行く通路に迷うようになりました。また夫に対しても病的な「嫉妬妄想《しっともうそう》」を抱くようになったのです。

当時、認知症といえば梅毒《ばいどく》が原因であることが多いと考えられていましたが、この女性の症状は梅毒によるものではないと博士は診断。それまでのどんな認知症にも分類されないと考えました。

そして彼女の死後、脳を解剖して顕微鏡で丹念に観察し、**脳の内部に浮かんでいる茶褐色《ちゃかっしょく》のしみ状の斑点《はんてん》と糸くず状に変性した神経細胞を見つけ出した**のです。そして1906年、学会で「脳内のこの病変・異常こそ彼女の認知症の原因である」と発表しました。

それから100年が経過した現在、認知症を発症した人の脳にできている斑点は**「老人斑《ろうじんはん》」と呼ばれ、その正体は「アミロイドベータ（Aβ）」という異常なたんぱ**

アルツハイマー型認知症の顕微鏡病理所見

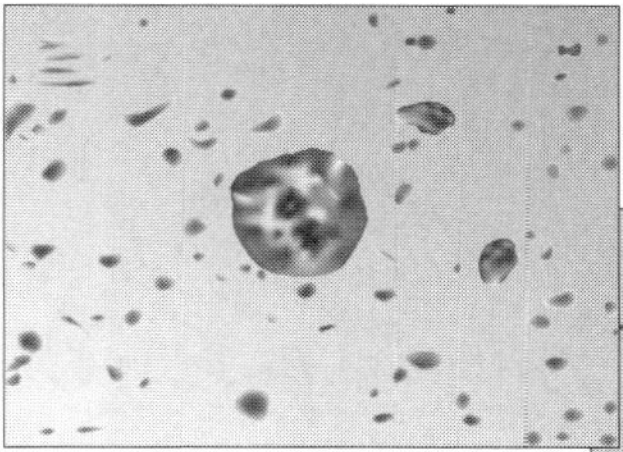

老人斑（アミロイドベータ）

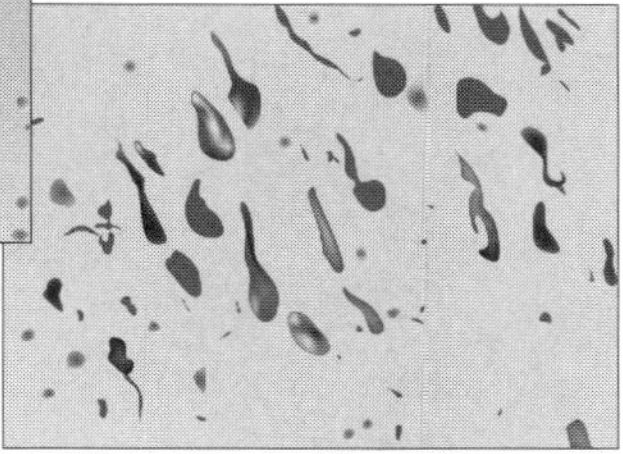

神経原線維変化

く質であることがわかりました。また、**神経細胞の糸くず状の変化は「神経原線《しんけいげんせん》維変化《いへんか》」と呼ばれ、異常リン酸化タウ**であることもわかりました。

脳のこのような変化が認知症の原因になるという、アルツハイマー博士の考えが今日も受け入れられ、「アルツハイマー型認知症」と命名されているのです。

現在、**「アルツハイマー型認知症の主犯はアミロイドベータで、それが何らかの理由で脳の中に溜《た》まって、そのアミロイドベータが毒性を持ち、神経細胞を破壊してしまう」**という仮説が主流となっています。

実は、脳の中のアミロイドベータは、

アミロイドベータが増える頭部への衝撃

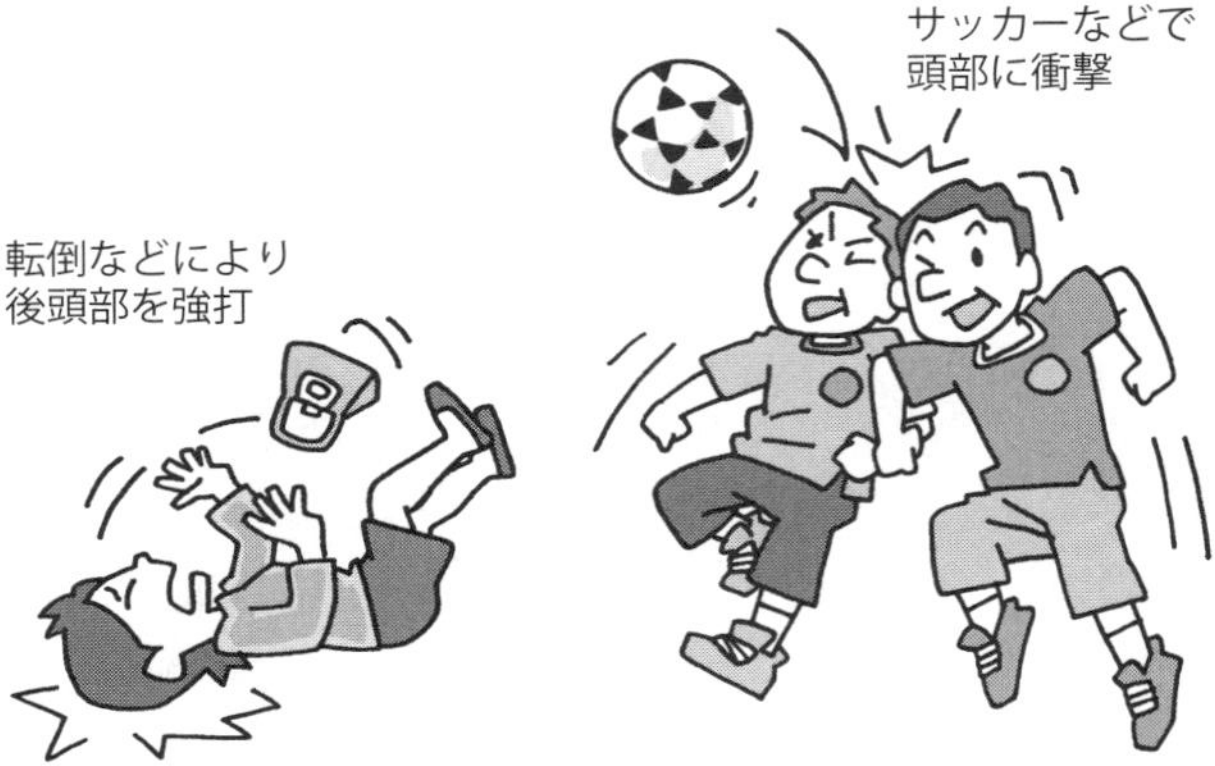
サッカーなどで
頭部に衝撃
転倒などにより
後頭部を強打

特に珍しいものではありません。脳が活動する限り生じてくる「生活ゴミ」のようなものです。20代ですでに生じる場合もあるといわれています。

しかし、**若いうちはいくらアミロイドベータが発生しても、すぐ掃除をして除去する**機能が活発に働いてくれます。

ところが、多くの人は**40歳くらいになると、この「生活ゴミ」が掃除されにくくなる。**そして、じわじわと溜まっていくのです。

また、40歳を過ぎて頭部を強打するなどのケガをすると、脳の老化が進み、アミロイドベータが増えることがあります。

そうです、**アルツハイマー型認知症の**

病理は、すでに40歳から始まっていると言っても過言ではないのです。

そのため、**アミロイドベータに対抗する「認知予備力」を高めるのは、40代からが正念場**なのです。

特に高齢になってから発症しやすくなるアルツハイマー型認知症では、何十年もかかってゆっくりじわじわとアミロイドベータが溜まっていくので、40代から「認知予備力」を強くすることによって、生涯、認知症から逃げ切ることも可能となるのです。

一方、65歳より若くして認知症の症状が出てきてしまう「若年性《じゃくねんせい》アルツハイマー型認知症」は、すごい勢いで脳にアミロイドベータが沈着《ちんちゃく》して発症することが多い病気です。

この場合、「認知予備力」を強くするだけでは病気を鎮静化することはできません。早期に診断し、初期の段階でアミロイドベータの異常な沈着を、何らかの形で食い止める新しい方法が、一刻も早く求められています。

世界中でアミロイドベータを標的とした新薬の開発事業が展開されていますが、実用的な薬は存在しないのが現状です。

●老人斑（アミロイドベータ）の発生に負けなかった修道女

第2章で紹介した修道女を対象とした「ナン・スタディ」ですが、亡くなった修道女のほぼ全員の脳を解剖し、アミロイドベータの沈着の程度による行動の変化など、病理《びょうり》所見《しょけん》と生前の脳機能や生活習慣との対応を検討した点がすごいです。

その解剖の結果、**所見ではアルツハイマー型認知症であることは明らかなのに、生前はその症状がまったく見られなかった、つまり「ボケ」ていなかった、という修道女の存在が明らかになった**のです。

たとえばシスター・バーナデットの脳は、解剖ではアルツハイマー型認知症の証拠である老人斑（アミロイドベータ）と神経原線維変化が脳全体に広がり、その病変は認知機能の中枢《ちゅうすう》の前頭葉《ぜんとうよう》にまで達していたのです。そのため、病理医は彼女は最も重度のアルツハイマー型認知症だと診断しました。

ところがシスター・バーナデットは、心臓発作で死去するまで、精神機能や身体機能には衰《おとろ》えがまったく認められず、81歳、83歳、84歳の時に受けた認知能力テストでは、ボケるどころか、いずれも年齢を上回る高得点をマークしていたのです。

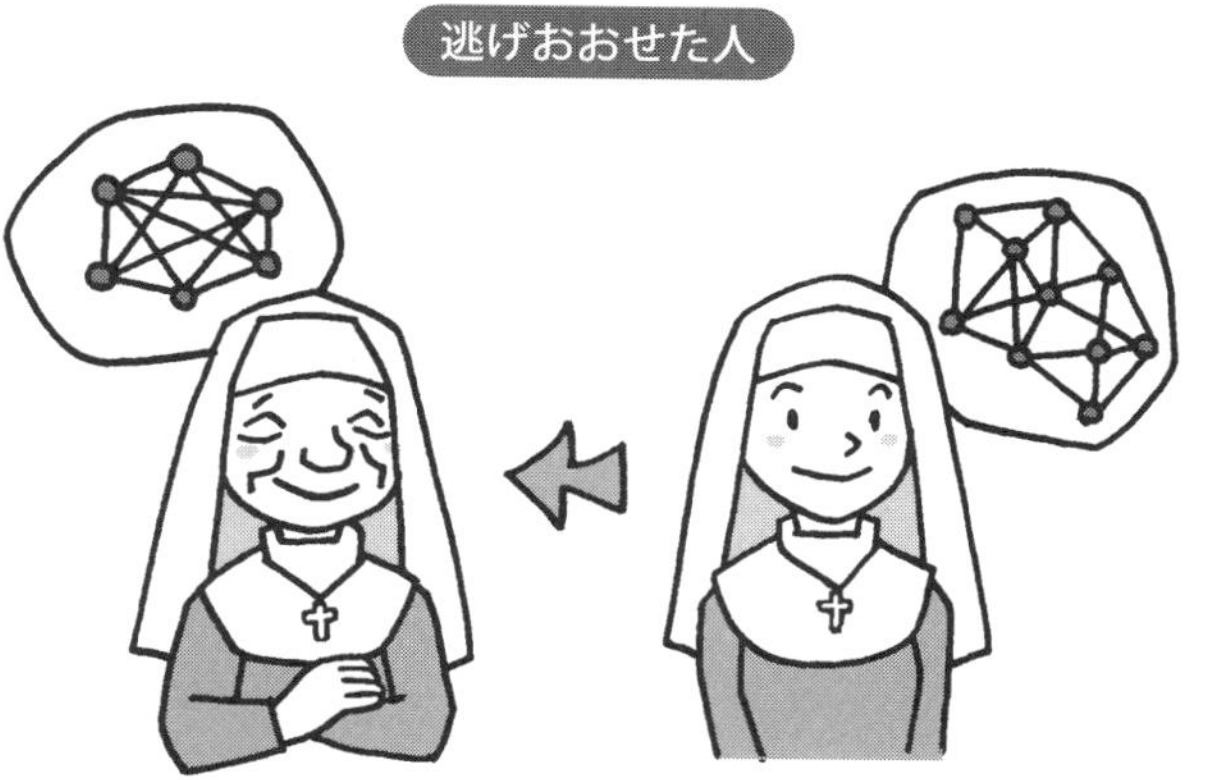

年を取り脳細胞数は減っても「認知予備力」が強ければボケない

このシスター・バーナデットの例は決して極端なことではなく、解剖された脳の病理では重度のアミロイドベータの沈着を認めても、なんとその３分の１の修道女たちは生前、健常な知的機能を維持していたのです。

ですから「ナン・スタディ」の関係者は、彼女たちを**認知症から「逃げおおせた人」**と呼んでいます。

運命的に**脳にアミロイドベータが溜まって、多少、神経細胞が減少しても、残された神経細胞が豊富なネットワークを持ち「認知予備力」が強ければ、ボケから逃げきれる**可能性があるのです。

●「脳血管性認知症」はなぜ起こる?

「脳卒中」は脳血管障害のひとつで、脳に血液を届ける血管に問題が生じて起こります。そのため、医学的には「脳血管疾患」と呼ばれています。

脳卒中は元気な人に突然襲《おそ》いかかる病気で、健康だった人が突然亡くなったり、寝たきりになってしまいます。そのため、原因が解明されるずっと昔から「脳卒中」と呼ばれ、日本ではとても恐れられてきた病気なのです。

平安時代の記録で、すでに「卒中」という言葉の記録があります。今まで元気にしていた人が、ある日、風に中《あた》るように倒れてしまうということを「卒中」と呼んでいたのです。ちなみに、卒中は「卒中風《そっちゅうふう》」の略で、「卒」は突然という意味、「中風」は脳卒中のことで、「中気」ともいいます。

脳卒中は、死亡したり寝たきりにならなくても、高い率で認知症になります。

脳卒中には大きくふたつのタイプがあります。ひとつは**脳血管が詰まり、脳に酸素や栄養が運ばれなくなって脳に被害が出る「梗塞タイプ」**。もうひとつは**脳血管が破れることで脳に被害が及ぶ「出血タイプ」**です。

　さらに「梗塞タイプ」は、血管の詰まるサイズやそのメカニズムの違いによって、「ラクナ梗塞」「アテローム血栓性《けっせんせい》脳梗塞」「心原性脳塞栓症《しんげんせいのうそくせんしょう》」の3種類に分けられます。「出血タイプ」は、「脳出血」と「クモ膜下《まくか》出血」とに分類されます。

　脳卒中の後遺症として発症する認知症のことを「脳血管性認知症」といいます。

最近では、**脳卒中の中では脳梗塞が多いので、「脳血管性認知症」も脳梗塞が原因となることが圧倒的に多い**です。

「アルツハイマー型認知症」が日常生活を送るための知識そのものが消えていく状態であるのに対し、**「脳血管性認知症」は知識自体は保たれているものの、それを生活のために上手く使えない**状態になっている、と考えるとわかりやすいでしょう。

「脳血管性認知症」は脳内ネットワーク（認知予備力）の機能が低下し、最終的に前頭葉の機能が低下することで、**「意欲の低下」「注意力・集中力の低下」「判断力・行動力の低下」**が進みます。そして、情報処理能力が低下し認知症の状態になるのです。

　さらに脳梗塞の後遺症として、歩行障害や運動麻痺《まひ》、言語障害などの身体症状が合併する傾向があります。そのため、本人は病気に対する強い自覚があり、喪失感《そうしつかん》

【脳卒中】

梗塞タイプ：血管が詰まる

＊ラクナ梗塞

脳の細い血管が詰まる。症状のない「隠れ脳梗塞」はこのタイプが多い。高血圧のほか、喫煙、糖尿病などが原因。脳梗塞全体の35％を占める。

＊アテローム血栓性脳梗塞

脳の太い血管の内側にコレステロールの塊ができ、そこに血小板が集まって動脈をふさぐ。高血圧、糖尿病などが原因。

＊心原性脳塞栓症

心臓にできた血栓が流れてきて血管をふさぐ。重症例が多く、脳卒中死亡の60％以上を占める。

出血タイプ：血管が破れる

＊脳出血

脳内の細い血管が破れて出血し、脳組織が破壊される。多くの場合、高血圧や加齢により血管が弱くなり破れる。脳卒中死亡の約25％を占める。

＊クモ膜下出血

脳をおおっている３層の膜（内側から軟膜、クモ膜、硬膜）のうち、クモ膜と軟膜の間にある動脈瘤が破れ、膜と膜の間にあふれた血液が脳全体を圧迫する。脳卒中死亡の10％以上を占める。

や焦燥感《しょうそうかん》、うつ状態を伴《ともな》うことが多いのです。

脳卒中は突然、刃《やいば》をむき出しにして私たちに襲いかかってくるように見えます。しかし、実は知らないうちに、じわじわと脳血管に「魔の手」を伸ばしてくるのが脳卒中の正体なのです。その「魔の手」は、私たちの生活習慣に潜《ひそ》んでいます。ということは、**脳卒中は生活習慣の改善によって、予防が十分に可能な病気**なのです。

第2～3章で紹介している40代から改善すべき食生活や運動などの習慣を見直し、高血圧や糖尿病、肥満などを予防することが、「脳卒中」にならない秘訣です。

●老人斑（アミロイドベータ）＋脳卒中で認知症になるケース

「脳血管性認知症」は重症な脳卒中や、繰り返し何度も脳卒中にかかる場合にのみ発症する認知症であると理解されていました。ところが最近の研究で、**小さな軽い脳梗塞でも認知症の危険性を大きく高める**ことがわかってきました。

前述のアメリカの修道女の研究「ナン・スタディ」では、小さな「ラクナ梗塞」でも、アルツハイマー型認知症を発症しやすかったという結果が出ています。

この研究に参加していた修道女の脳解剖の結果、「アミロイドベータが沈着したアルツハイマー型認知症の脳である」と診断された脳でも、その深部に「ラクナ梗塞」がまったくなかった場合は、うち57％しか生前に認知症を発症していませんでした。

ところが、ひとつでも「ラクナ梗塞」があった人たちは、93％が認知症にかかっていたのです。つまり、**「ラクナ梗塞」は認知症の大きな危険因子**といえるのです。ラクナ梗塞は、脳内の情報を伝達する線維が密集する「白質《はくしつ》」という場所にできています。脳内で老人斑の変化にラクナ梗塞が加わると、脳内ネットワークの働きが低下し、認知症になりやすくなってしまうのでしょう。柔道でいうと、「老人斑」と「脳梗塞」の合わせ技で「一本負け」状態です。

最近は、ＭＲＩなど脳の画像診断の進歩で、小さなラクナ梗塞もくっきりと描出できるようになりました。その結果、「脳ドック」を受診すると、症状のない方にもラクナ梗塞が発見されるなど、「隠れ脳梗塞」が見つかります。見つかった場合は、「タバコはやめて。高血圧にも気をつけて」と忠告されます。

「隠れ脳梗塞」とは正式には「無症候性《むしょうこうせい》脳梗塞」といい、過去に脳梗塞になったことがない人に、偶然見つかった脳梗塞のこと。生活習慣を正して、新たな隠れ脳梗塞を起こさないことが必要です。

●「レビー小体型認知症」はなぜ起こる？

「レビー小体型認知症」という病気は、いないはずの人や動物が生き生きと見えるなどの幻視《げんし》があったり、歩行や記憶に障害が出るなどの症状があります。これは、レビー小体という異常なたんぱく質を主体とした物質が脳内に出現することによって、脳の神経細胞が減少するタイプの認知症です。

実はこの病気が認知症のひとつに数えられたのは、つい最近のことです。発見者は日本人の小阪憲司《こさかけんじ》先生です。

アルツハイマー博士が1906年に、初めてアルツハイマー病の症例を報告したように、小阪博士は1976年に、初めて「レビー小体型認知症」の症例を報告しました。それから20年後の1996年、国際医学会議で「レビー小体型認知症」のガイドラインが提唱され、この新しい病気の概念が認知されるところとなりました。

「レビー小体型認知症」の概念ができ上がるまでは、この病気はアルツハイマー型認知症やパーキンソン病の中に紛《まぎ》れ込んでいました。現在、専門医の間では「レビー小体型認知症」は決して珍しい認知症ではなく、アルツハイマー型認知症に次いで多いのではないかと考えられています。

認知症の症状である幻覚などの精神症状や、攻撃的な言動（暴力・暴言）などは、「認知症患者にしばしば出現する、知覚、思考内容、気分あるいは行動の障害」と定義され、BPSD（Behavioral and Psychological Symptoms of Dementia：認知症の周辺症状である心理行動学的な症状）と呼ばれています。BPSDは199ページに示した「認知症の症状」の「周辺症状」と重なる部分が多いです。

このBPSDは**認知症では最も大きな問題のひとつ**です。**この症状が現れると、家族や介護者が、非常に多くのストレスを抱えることになり、介護が困難になってしまう**からです。

たとえば、普通の「もの忘れ」で財布を失くした時も多少の騒ぎにはなりますが、認知症の患者さんが財布を見つけられない時には、「私の財布をお嫁さんが盗んだ！」と言い出したり、夜中、財布を見つけに行くと言って外出して徘徊したり、まわりの人にとっては大変な問題・迷惑になるのです。テレビドラマなどで伝えられる認知症介護の最も悲惨な状況は、このBPSDによるものがほとんどでしょう。

典型的な BPSD

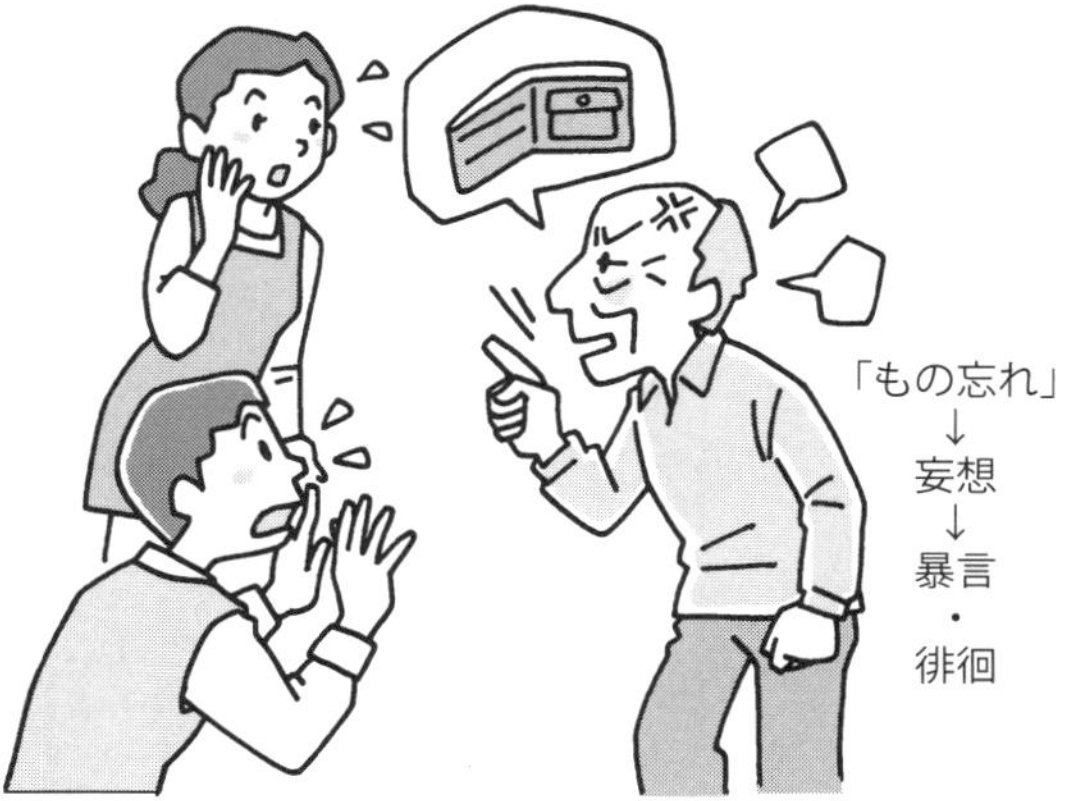

認知症のBPSDと考えられる幻覚や問題行動には、通常は睡眠薬や抗精神病薬が投与されることが多いのですが、この「レビー小体型認知症」による症状には、こうした薬が効かないばかりか、かえって症状を悪化させる副作用が出やすいことが知られています。「レビー小体型認知症」の症状に適した薬は「アリセプト」であるといわれています。

同じようなBPSDであっても、その原因によって使用する薬剤が異なるので、認知症の原因を特定するには正確な診断が必要になるわけです。また最近では、漢方薬の抑肝散《よくかんさん》などがBPSDに非常に有効であるという治験も出てきています。

さらに、転倒傾向を軽減できるマイスリーのような安全な睡眠薬もあります。**「レビー小体型認知症」ほど医者の腕によって、患者さんの「生活の質」に大きな差が出る認知症はありません。**

もし、ご家族にBPSDのような問題行動がある場合は、早急に専門病院に連れていってあげてください。

●認知症と紛らわしいボケの原因「うつ病性仮性認知症」

「鶏が先か卵が先か」という言葉がありますが、うつ病と認知症との関係も、その言葉に当てはまります。

うつ病の状態が続くと認知症になりやすくなりますし、認知症の傾向が現れると同時に、うつ状態を併発してくることがあるのです。つまり、どちらが先かを見極めるのはかなり困難です。しかし、明らかなことは、**うつ状態が続く中高年は認知症になりやすい**というデータが存在し、うつ病は認知症の最大の危険因子のひとつであるということです。

今、日本ではうつ病の患者さんが急増しています。みなさんは「うつ病」に対してどのようなイメージをお持ちですか？

「精神病のひとつで、ひどい憂鬱《ゆううつ》に陥《おちい》り、自殺したりする特殊な病気で、自分には関係ない病気」と思われているでしょうか。実際、私が治療の必要上、患者さんに「軽いうつ病ですよ」と説明すると、「えーっ、意外です！　この私がうつ病だなんて！　本当ですか？」という反応をされる方がたくさんおられます。

うつ病は頭痛やめまい、腰痛などの身体症状を伴って発症することが多い病気です。ですから、うつ病にかかった人の心の中ではほとんどの場合、自分の病気を認めたくない、なるべく精神科にはかかりたくない、という心理が働いて、まずは、内科などを受診されます。

特に高齢の男性がうつ病にかかった場合、その傾向が顕著です。戦前の教育を受けて矍鑠《かくしゃく》とした方は、気持ちが滅入《めい》ること自体を封じ込めてしまうので、「もの忘れ」という症状に形を変え、身体症状となって現れることが多いのです。このようなうつ病は「仮面うつ病」と呼ばれています。

高齢の方は我慢《がまん》強いため、自分の心の弱さを表に出しませんが、時間をかけて粘り強くいろいろな質問をして、話に耳を傾けてみると、「最近、何もやる気がしない」「何をやってもおもしろくない」「ご飯もおいしくなくて、体重が減った」「朝早く目が覚めてしまう」など、隠れていたうつ病特有の症状を発見することがよくあります。

医学の進歩とともに、**うつ病になる原因はその人の気の持ちようの問題ではなく、脳内の神経伝達物質が上手く働かない状態になっている**ことがわかってきました。その治療においても、本人の力だけでは克服できない状態もあり、薬物などの力を借りたほうが効率的なことが多いのです。

最近では、うつ病に非常によく効き副作用も少ないジェイゾロフト、パキシルといったＳＳＲＩ（選択的セロトニン再取り込み阻害薬《そがいやく》）や、サインバルタ、トレドミンというＳＮＲＩ（セロトニン・ノルアドレナリン再取り込み阻害薬）、リフレックスというＮａＳＳＡ（ノルアドレナリン作動性・特異的セロトニン作動性抗うつ薬）のような薬があります。

やる気が出ない、物事が思うようにできない、もの忘れがある……というように、自分の生活がこれまでと違ってきていると感じたり、頭痛や腰痛が続いて一般の医者に何度もかかっているのに原因がはっきりしない時は、心療内科や「もの忘れ外

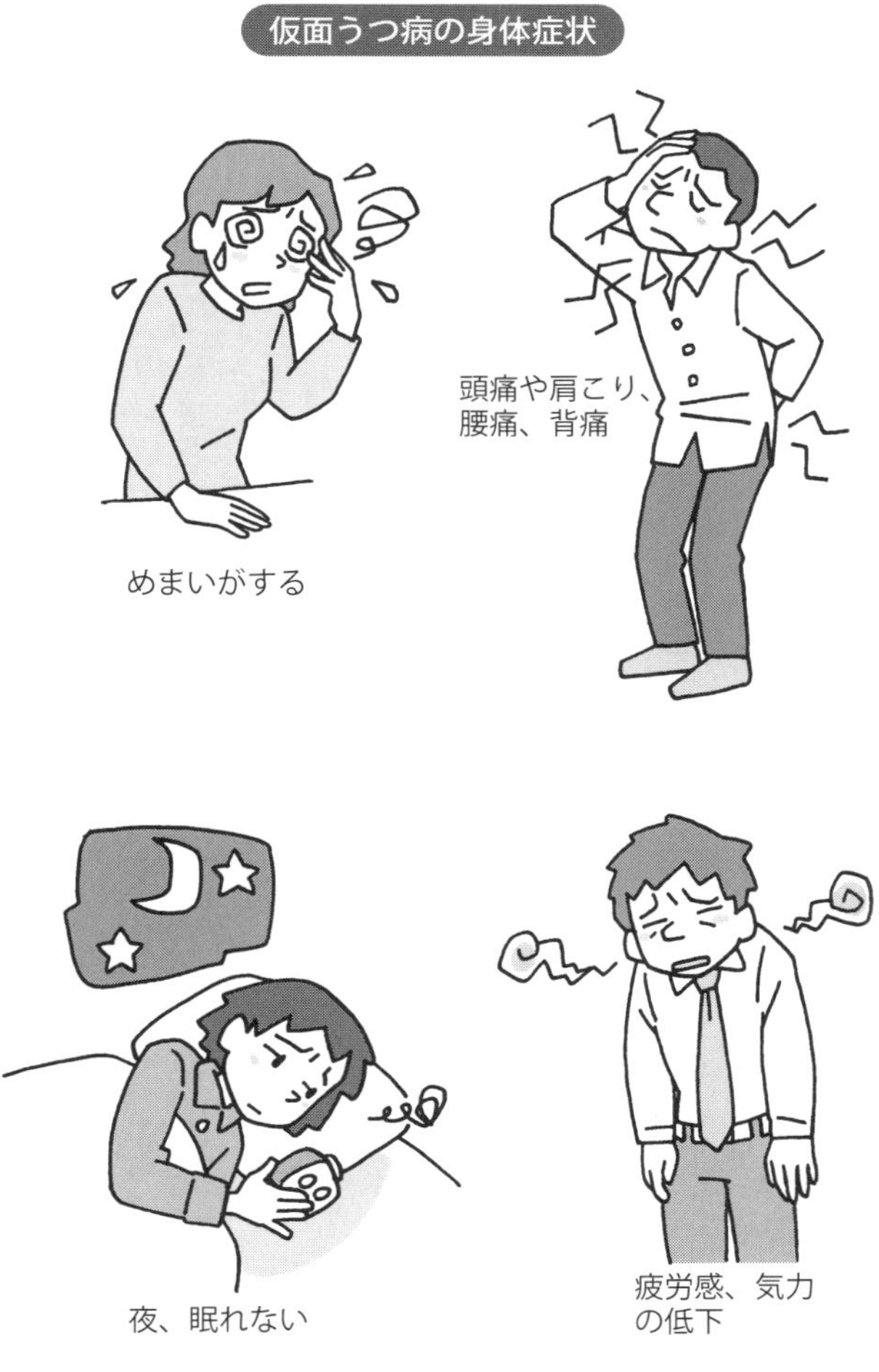
仮面うつ病の身体症状
めまいがする
頭痛や肩こり、
腰痛、背痛
夜、眠れない
疲労感、気力
の低下

来」などの専門医を早めに受診するのが得策《とくさく》です。

早めに薬による治療を受ければ、元どおり神経伝達物質が上手く伝わるようになりうつ病も回復しますが、**50歳を過ぎてそのまま放置しておくと、神経伝達物質が通る線路自体がさびてしまう可能性**があります。

●人間の脳の「認知機能」とは何か?

認知症とは、私たちの脳の「認知機能」が低下する病気です。では、この「認知機能」とは何なのでしょうか?

社会生活を営む人間特有の脳の高次元の働きを「認知機能」と呼んでいます。私たちの脳の働きである「認知機能」を理解するために、まず「脳がない生物」、イソギンチャクの活動を例に考えてみましょう。

イソギンチャクはエサになる小魚が触手《しょくしゅ》に触れると反応して、エサを捕まえます。脳はないのですが、イソギンチャクには感覚神経と運動神経があります。「触手に何か触れた」という情報が入ると、その情報が電気信号となって感覚神経を通って運動神経に伝わり、触手が「キュッ」と閉じてエサを見事に捕まえるのです。

脳がないイソギンチャクの活動

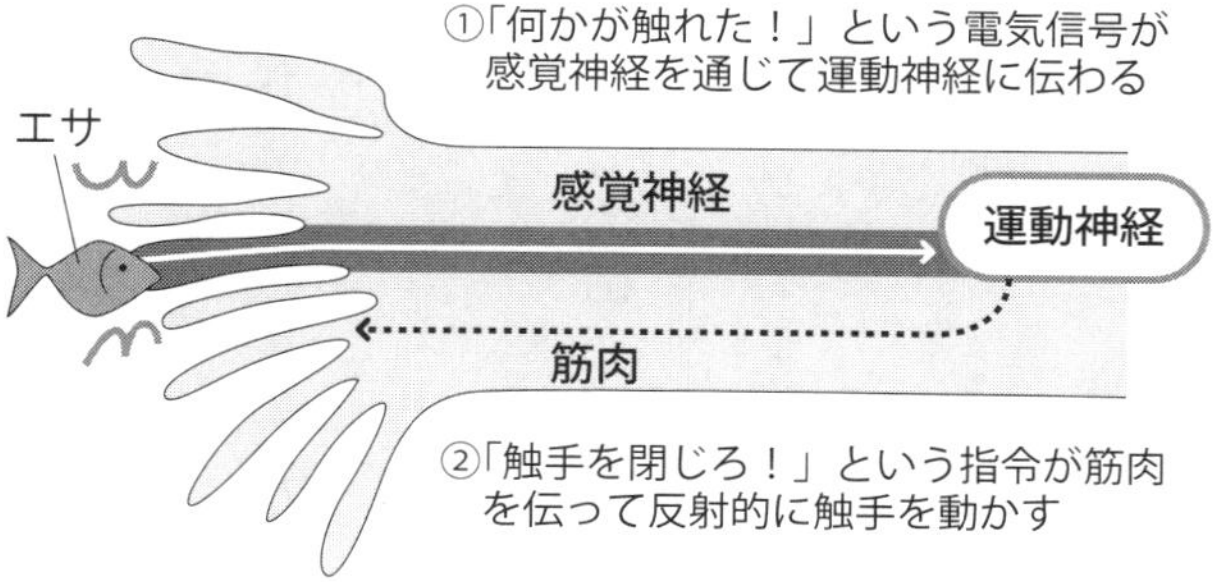
①「何かが触れた！」という電気信号が感覚神経を通じて運動神経に伝わる
エサ
感覚神経
運動神経
筋肉
②「触手を閉じろ！」という指令が筋肉を伝って反射的に触手を動かす

ただしこの一連の行動は脳を介していないため、思考は働かず、反射的に動くわけです。そのため、時にはゴミが触れても「キュッ」と閉じてしまいます。

生物は環境の変化に適応しながら、生存戦略として進化を続けてきました。その過程で数々の機能を獲得していきます。

進化の中心は細胞でした。進化とともに、その細胞もそれぞれに特有の働きを持つようになっていきます。

その一部には、細胞同士の情報伝達を「シナプス」と呼ばれる特殊な接合で行うものもありました。これが「神経細胞」という脳の基本単位だったのです。

シナプスでつながる神経細胞を持つ脳

は、外から入ってくる情報（外力）を分析し次に情報を伝える（出力）ことができます。たったひとつの神経細胞でも立派な脳です。もしイソギンチャクの感覚神経と運動神経の間に1個の神経細胞があれば、それが「関所」の役割を果たします。

感覚神経が刺激を受けたものがエサの場合、「関所」があれば信号は運動神経に伝えられ、触手にキャッチをするように指令を出します。一方、ゴミだった場合、「関所」で情報が止められ、運動神経に伝えられることはなく、触手は動かずにすみます。

この「関所」的な役割をする神経細胞が人間の脳には1000億個もあります。しかも、それぞれの神経細胞からは1万本ほどの「手」が伸びていて、ほかの神経細胞とシナプスで結ばれているのです。このように、**神経細胞が互いに手を伸ばしてつくり上げる脳内ネットワークを「認知予備力」**と呼びます。

私たちの感覚のアンテナは、まずは五感を通じて「見たこと」「聞いたこと」「体験したこと」などを外界の情報として脳に入力します。五感からの情報は、私たちの脳の内なる言語や記憶、感情などの色彩が加味されて、最終的には脳の司令塔である「前頭前野《ぜんとうぜんや》」にたどり着きます。

シナプスと神経細胞

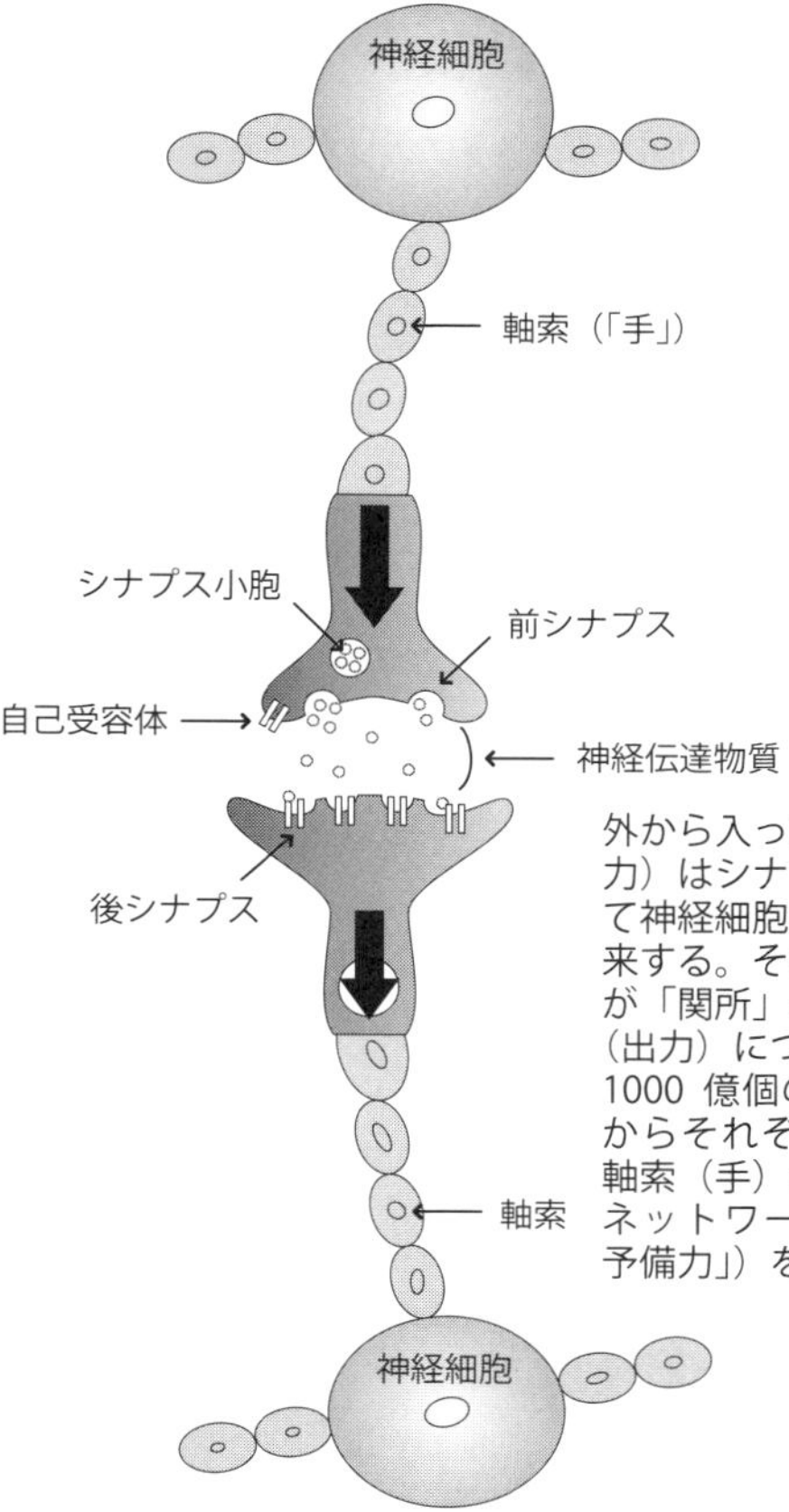

外から入った情報（外力）はシナプスによって神経細胞の間を行き来する。その神経細胞が「関所」となり運動（出力）につながる。1000 億個の神経細胞からそれぞれ1万本の軸索（手）が出て脳内ネットワーク（「認知予備力」）を形成。

「犬が走っている」状況が脳で処理されるまで

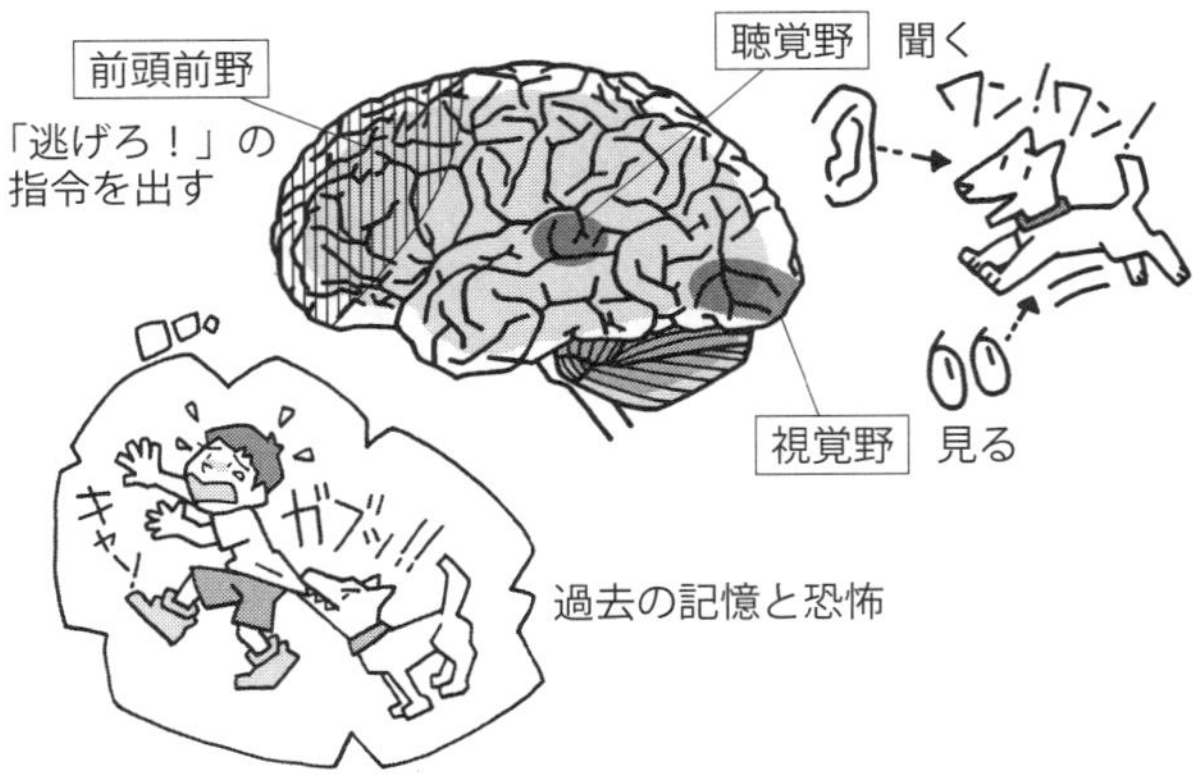

このように各器官を通じてボトムアップで集まったすべての情報を、**前頭葉《ぜんとうよう》にある前頭前野が統合・分析・判断・計画し、自分が幸せになるためにはどう行動したらよいかという運動情報をトップダウンで指令・実行している**のです。

この過程そのものが、私たちの「認知機能（情報処理機能）」といえます。

たとえば、「犬が走っている」という情報は、眼球を通じてまずは視覚野《しかくや》である後頭葉《こうとうよう》に到達。もし犬が吠えたり足音がすれば、側頭葉《そくとうよう》の聴覚野《ちょうかくや》からも情報が入力されます。次に「何がどうしている」という情報が、脳内で言語化・統合化されて認識されます。そして、過去に犬に噛《か》まれた痛い記憶と恐怖がある場合、前頭前野は「逃げろ！」という指令を出すかもしれません。

私たちが環境に対応して、より幸せになるために機能しているのが脳の「認知機能」であり、そのために1000億個の神経細胞は、緻密《ちみつ》なネットワークで結び付いているのです。

●脳が「ボケ」るメカニズム

認知機能は、神経細胞同士の結び付きによる脳内ネットワーク（認知予備力）によってもたらされています。そのため、「ボケ」とはこれらのネットワークに不具合が生じた時に起こります。では、脳内ネットワークがどうなって「ボケ」るのか、またどういう状態が「ボケ」ていない脳なのか、説明していきます。

「ボケてしまった脳①」　老人斑（アミロイドベータ）やレビー小体、脳梗塞により大事な神経細胞が損傷、減少して、神経細胞同士のネットワークが遮断されている

「ボケてしまった脳②」 神経細胞の数はさほど減少していないが、ネットワークがうまく機能していない、またはフリーズしてしまっている
「ボケない脳①」 大事な神経細胞が損傷されず、ネットワークも良好
「ボケない脳②」 神経細胞は多少損傷、減少しているが、ネットワークは良好

会社を例に考えてみましょう。

一般的に社員の数は多ければ多いほど、会社の力は強いでしょう。ただし、いくら社員数が多くても、社員間のコミュニケーションが取れておらず、各自が業務を勝手にバラバラに進めたとすると、会社の総合力は減退するでしょう。それに対して、社員数は少なくなっても、残っている社員がひとつの目標に向かって一致団結して協力しながら働いている場合は、会社の総合力は落ちません。

この社員ひとりひとりが神経細胞1個1個を表しているのです。神経細胞が老化などで少なくなっても、残っている神経細胞同士の脳内ネットワークが発達している脳は、「認知予備力」が高いといえるわけです。


40代を過ぎると脳はいろいろな危険因子にさらされ、神経細胞は減りはじめます。

ボケてしまった脳①

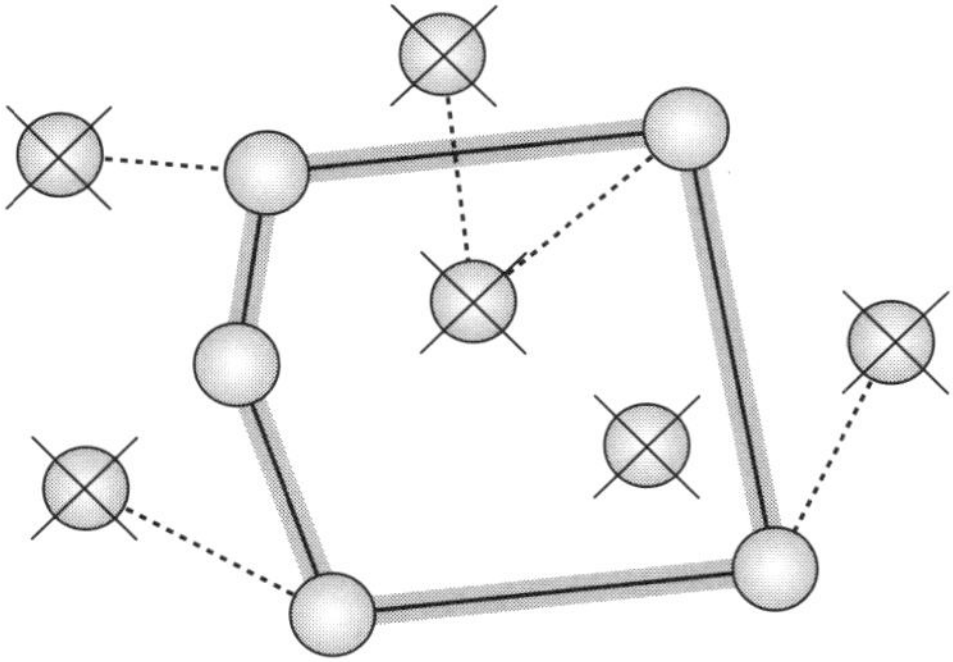

神経細胞が損傷、減少。脳内ネットワークが遮断されている状態

ボケてしまった脳②

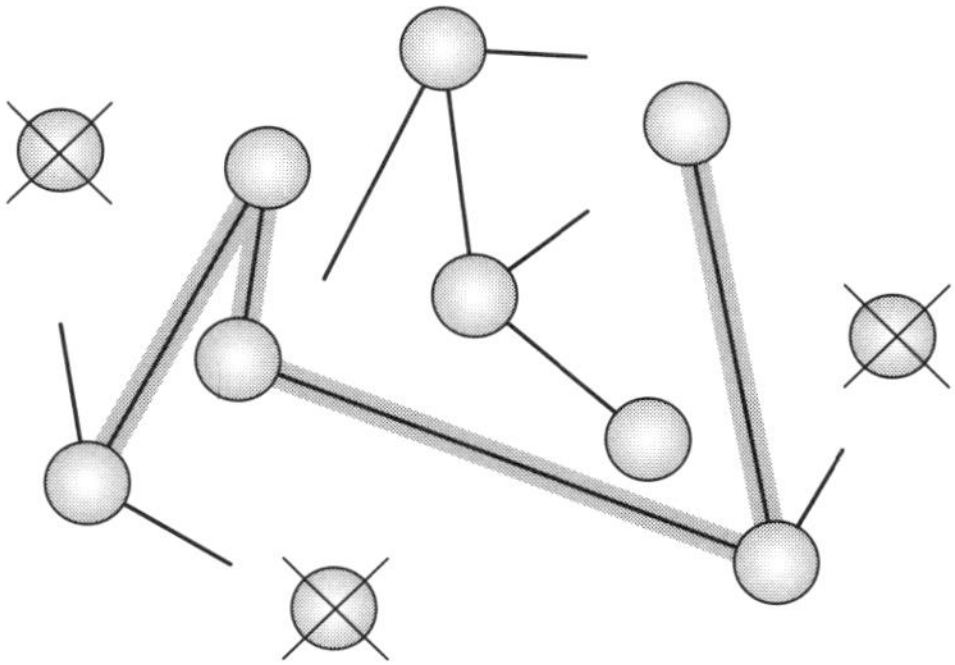

神経細胞の数はやや減少。脳内ネットワークが機能していない

ボケない脳①

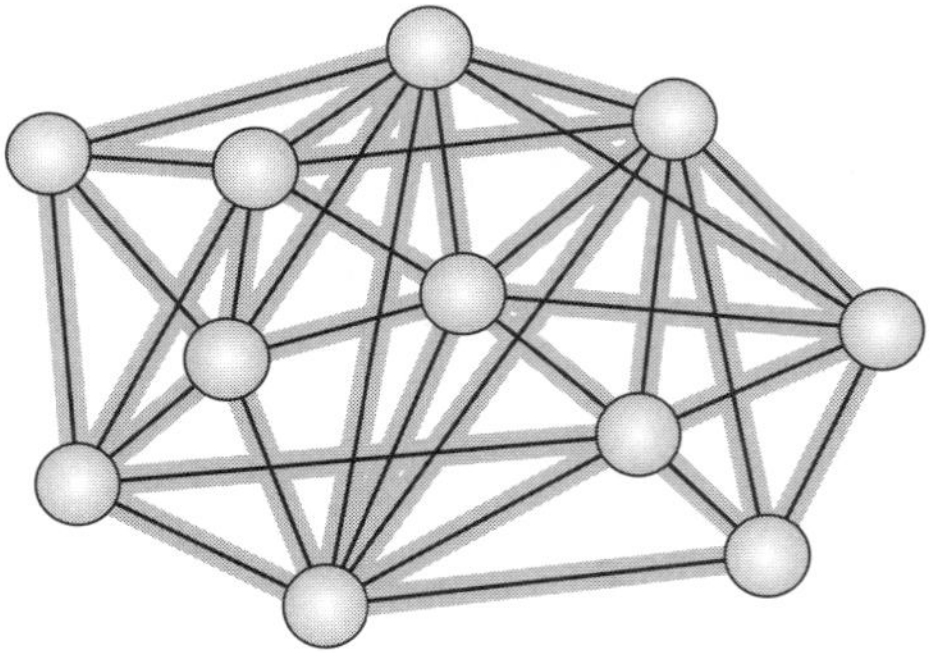

神経細胞の損傷がない。脳内ネットワークも良好

ボケない脳②

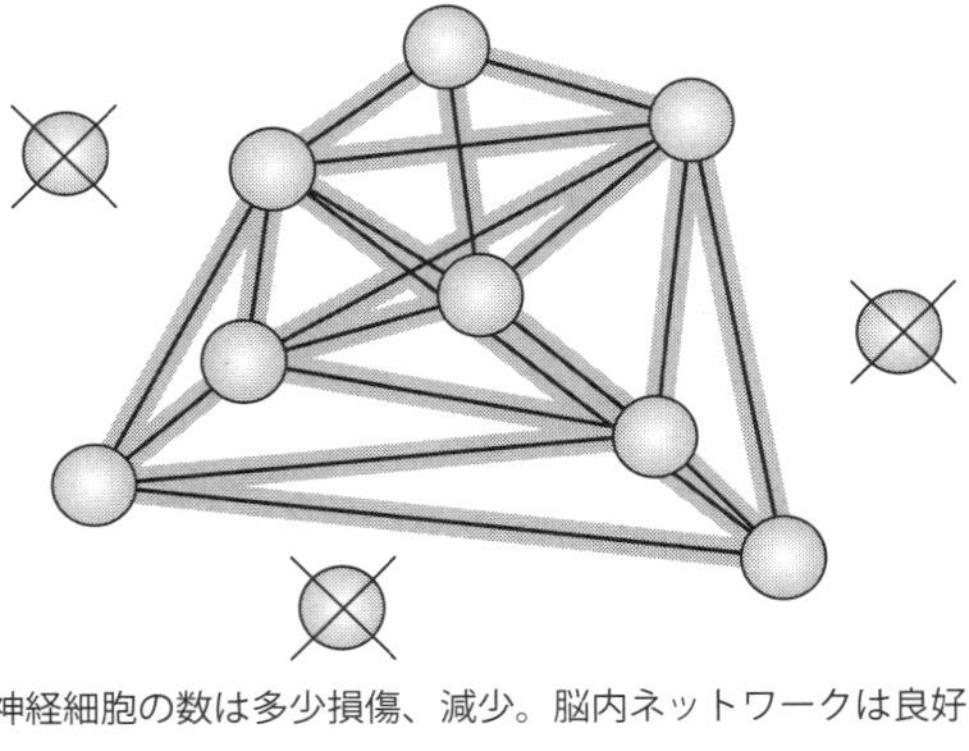

神経細胞の数は多少損傷、減少。脳内ネットワークは良好

その時、この**「認知予備力」をいかに強くするかが、「ボケ」ない脳をつくる最も大切なこと**なのです。

●生活習慣を変えれば認知症は防げる

アルツハイマー型認知症に代表される、病的なボケの症状が出てきてしまう認知症は、生活習慣病の側面を大きく持っていることが、最近の医学界で注目されています。つまり、これまで述べてきたように**認知症になるかならないかは、運命的なものだけではなく、余暇《よか》の過ごし方や運動、社交性、食生活など、生活習慣の影響が大きい**ということです。

認知症の発症は、次ページの図に表したように、危険因子と生活習慣とのバランスで決まります。危険因子には、現在の医学では解明されていない老人斑やレビー小体の沈着があります。これらは年齢を重ねるにつれて沈着する危険度が高まります。ほかにも脳卒中やストレスも、認知症の大きな危険因子となります。

こういった危険因子に対抗する「認知予備力」の存在が、しだいに明らかになってきました。この**「認知予備力」をよりパワーアップさせられるかどうかは、私た**

「危険因子」と「生活習慣」のバランス

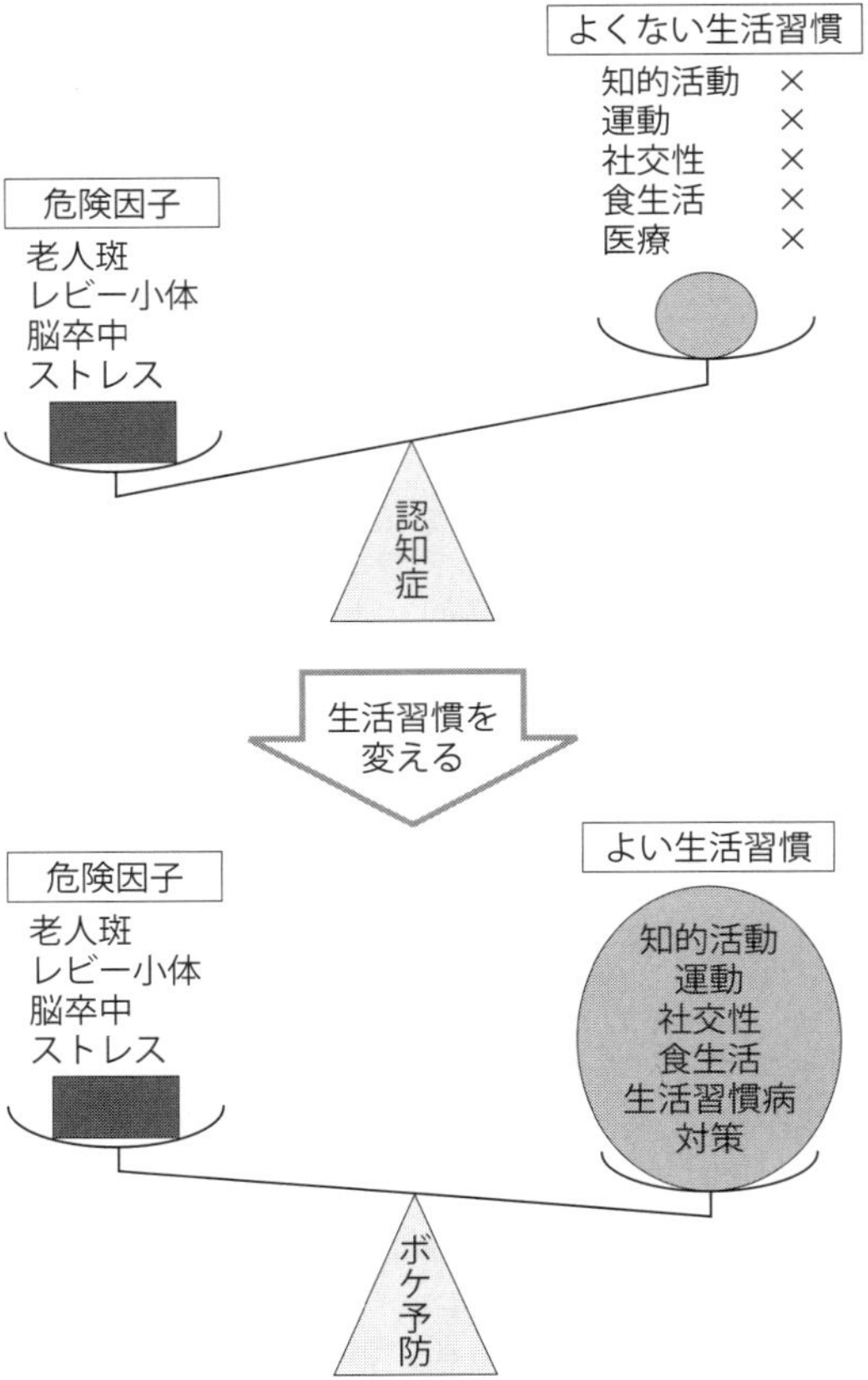

ちの日々の生活のあり方で決まってきます。つまり、「認知予備力」は生活習慣を改善することで強くすることが可能だということです。

最近では**「予防（＝悪しき生活習慣を改めること）に勝《まさ》る治療法はなし」**という考えがかなり浸透してきた印象を持ちます。ところが、認知症に関しては、生活習慣との関係がこれまでは極めて曖昧《あいまい》になっていました。

その理由は、人間の認知機能という繊細な脳機能を科学的・客観的に測定することが今まではかなり難しかったからです。認知症と生活習慣との関係についての、エビデンス（科学的根拠）が明らかで、質の高い研究結果が出揃ってきたのは、ごく最近のことなのです。

これまでも「ボケ予防」についての本が数多く出版されてきました。また、団塊《だんかい》の世代が定年を迎え、本格的な少子高齢化時代に突入したため、ここ数年は「脳を鍛える」ということをテーマにした本が次々と出版されています。

これらの本でも、認知症と生活習慣について言及されてはいますが、エビデンスのない、著者の経験則だけで書かれたようなものが多数を占めていることに、私は危惧《きぐ》を抱いています。

本書で説明してきた認知症のメカニズムを含む「ボケ予防」の習慣は、最新で質の高い国際的な研究を踏まえた結果をもとにしています。そのいずれもが**「認知症は生活習慣病であり、予防に勝る治療法はない！　ボケは個人の生活の中で予防することができる！」**ということを示しています。

第5章　「もの忘れ外来」Q&A

質問①親が「ボケ」ると、私も「ボケ」るのでしょうか?

答え　認知症と脳卒中に関しては、さほど遺伝子が関係する病気ではありません。しかしこれを機に、ご自分の生活習慣を見つめ直してみましょう。

熟年期になって発症する認知症の場合、その家族が**遺伝的な影響を心配する必要はありません**。むしろ、親が子孫に生活習慣を見つめ直す機会を与えてくれたのだと、前向きにとらえてください。

確かに、脳に老人斑《ろうじんはん》(アミロイドベータ)が沈着《ちんちゃく》しやすくなるような遺伝子は存在します。しかし、この遺伝子を持っている人が必ず認知症になるわけではありません。「ナン・スタディ」のシスター・バーナデットのように(210ページ)、**「認知予備力」が高ければ、かなりの量のアミロイドベータが溜《た》まっても認知症にはなりません。**

特殊な遺伝子を気にするより、明日から、いや今日からの生活習慣を気にしてください。親から受け継いだ遺伝で心配なのは、特殊な遺伝子よりも、もっと恐ろしい「悪しき生活習慣」の無意識の伝承です。

ボケの大敵である脳卒中は「親がなった場合、子もなりやすくなる」と考えられている病気です。しかし脳卒中を引き起こす特定の遺伝子が存在するわけではありません。これもまた、親の悪しき生活習慣が子どもに引き継がれ、脳卒中になる危険度が高まるのです。

たとえば、塩辛い味付けを好む親のもとで育った子どもは、いずれ毎日の食卓にも塩辛い食べ物を並べるでしょう。「三つ子の魂百《たましい》まで」ではないですが、私たちは大人になっても「おふくろの味」を好んで食べます。この塩分の摂り過ぎが高血圧を引き起こし、脳卒中につながります。

あるいは、タバコの煙の中で育った子どもは、喫煙者になる確率が高いでしょうし、大酒飲みの親を持つ子どもも、成人したら飲兵衛《のんべえ》になることが多いでしょう。

しかし、悪い食生活がもたらすリスクを自覚し、減塩・禁煙生活などを40代からはじめることに成功すれば、状況は一変します。親が脳卒中になったからといって、子どもも脳卒中になるという危険度は、格段に軽減できます。

親から無意識に伝承される生活習慣は、食事や嗜好品《しこうひん》だけではありません。**趣味などの生活習慣も伝承される**傾向があります。

読書より運動を好む親の子どもは、体育会系になりやすいでしょう。それとは反対に、読書や音楽が好きで体を動かすことが嫌いな親の子どもは、文科系になりやすいでしょう。

本書でも記したとおり、「ボケない」生活習慣には「文武両道」が最適です。40代からは、両親や自分の趣味嗜好とは異なる世界に第一歩を踏み出す行動を起こしてみてください。

体育会系の人は、コンサートに行ってみましょう。文科系の人は、スポーツジムの1日無料体験キャンペーンに参加してみましょう。

自分の生活習慣を見つめ直すことは自分自身が「ボケない」ためだけではありません。**みなさんの生活習慣が、子どもにも大きな影響を与える**ことを意識してください。いくつになっても、子は親の背中を見ているものです。

質問②人やものの名前が出てこないのは、「ボケ」のはじまりですか？

答え　日常生活や仕事に支障がない「もの忘れ」は心配ない場合が多いです。

「俳優の名前が出てこない」「今何か言おうとしたけれど忘れてしまった」

このように「のど元まで出かかっているのに出てこない」時は、もどかしいものです。これは、本当に忘れてしまっているのではなく、答えが頭の中にあることを自分で知っているのに、それがうまく引き出せないからイライラするのです。忘れていないことを自分でわかっているからもどかしいのです。それが証拠に、ふとした拍子に思い出したり、ヒントがあれば答えがわかることがあります。

このような症状は、認知症の心配がない「ど忘れ」であることが多いです。**人やものの名前がとっさに出てこない「ど忘れ」は、年をとれば多くなるのは仕方のないこと**なのです。

「ど忘れ」の原因は、「頭の回転が若い時よりも悪くなった」という老化現象だけではありません。年齢を重ねると、脳の記憶の倉庫に入っている人やものの名前が非常に多くなっているのです。莫大《ばくだい》なデータの中から、タイミングよく、ひとつの

【記憶の種類】

頭の記憶

＊エピソード記憶（出来事の記憶）

＊意味記憶（知識）

＊回想（古い記憶）

身体の記憶

＊手続き記憶（運動、道具の使い方）

情報を引き出してくることは難儀《なんぎ》なことなのです。

70歳の方が2万人の知り合いの中からひとりの名前を取り出してくるのと、5歳児が20人の友達の中からひとりの名前を思い出すのと、どちらが労力を要するかということです。

生活に支障がなく、本人が自覚している「ど忘れ」の場合は、認知症の心配はありません。

一方、**認知症の危険のある「もの忘れ」は、身のまわりで起きた新しい出来事が頭に入らない場合**をいいます。

見たり・聞いたり・経験して頭に残る記憶のことを「エピソード記憶」といいます。エピソードとは「人生におけるその人の物語」のことです。

認知症を発症すると、この新しい物語ができにくくなる、つまり、新しい「エピソード記憶」をつ

くることができないのです。「先週の日曜日に家族で温泉に行ったことをまったく覚えていない」「孫の誕生日会をしたことをまったく覚えていない」といったことです。

これは実は「もの忘れ」ではなくて、最初から記憶がつくられていない、また身近な出来事の記憶をつくることができないタイプの「もの忘れ」なのです。**その原因は、認知症による「海馬《かいば》」の機能の低下**にあります。

このタイプの「もの忘れ」があると、日常生活にも支障をきたし、まわりから見て「おかしい」と気付かれます。しかし認知症の場合、本人はこの病的な「もの忘れ」をしているという自覚がないことが多いのです。私の「もの忘れ外来」でも、認知症と診断される方の９割以上が、ご家族やまわりの方に連れてこられて受診されます。

自覚のある「ど忘れ」は認知症の心配はないと記しましたが、**40代、50代など、若くても自分の「ど忘れ」で、生活に支障が出ている場合は注意が必要**です。

最近頭がボーッとして、注意力や集中力の低下が続いたり、仕事や家事の能率が悪くなったり、らしからぬミスが増えたという方が、私の「もの忘れ外来」をご自

【老化によるもの忘れ】

・体験の一部を忘れる（時間をかければ思い出す）
・記憶障害のみ見られる（人の名前を思い出せない、ど忘れが目立つ）
・もの忘れを自覚している
・探しものを努力して見つけようとする
・ほかの症状を伴わない
・日常生活に支障はない

【認知症によるもの忘れ】

・体験全体を忘れる（時間をかけても思い出せない）
・記憶障害に加えて、判断障害や実行機能障害（料理や家事の段取りがわからなくなるなど）がある
・もの忘れを自覚していない
・探しものも誰かが盗ったと言うことがある
・見当識障害（場所や日時がわからないなど）がある
・日常生活に支障をきたす

身で受診されます。

「ひょっとして、自分は若年性《じゃくねんせい》認知症では？」と思い詰めて来院されますが、ほとんどは認知症ではありません。働き盛りの方々のこうした「もの忘れ」の原因は、ストレスなどで脳が燃料切れを起こして、「フリーズ」している状態が多いのです。

どんなに立派な車でも、ガソリンが切れていては走れなくなります。適切な休息や治療で、「もの忘れ」は治ります、43ページの田口さんのように。

質問③計算ドリルをやれば「ボケ」は防げますか？

答え　大流行の「脳を鍛《きた》える……」系の脳トレゲームには「認知症予防の効果はない」と最近、欧米の大規模研究で一刀両断《いっとうりょうだん》されました。

私は驚きました。世界的に最も権威のある科学誌のひとつ『ネイチャー（Nature）』に、脳を鍛えることで老化を防ぐというコンセプトで大流行した「脳トレゲーム」の効果について、最近その研究結果が発表されたのです（１３４ページ参照）。

私が驚いた理由は、「脳トレゲームが、科学的・統計的に『ボケ予防』に効果がない」という結果に対してではありません。欧米の学者が血眼《ちまなこ》になって、手間のかかる大規模検証を成し遂げた、ということに対して驚いたのです。

「脳トレゲーム」の発信地は日本です。その流行は全世界に広まり、任天堂《にんてんどう》のソフトウェア「脳を鍛える大人のＤＳトレーニング™」は、数千万本も売り上げたほどです。

発信地である日本国内での流行に対し、認知症専門医や脳科学者たちは「こんなもので脳が鍛えられるわけないだろ！」と思いつつも静観《せいかん》して、国民に対して声明を発表してきませんでした。また、手間のかかる検証をしなかったのは、日本の学者たちの怠慢《たいまん》と言われても仕方がないでしょう。ごめんなさい！

しかし、このブームの火付け役たちが「この脳トレでボケが予防できる」などと過剰な宣伝をしはじめ、それが功《こう》を奏《そう》して爆発的な流行になってしまったことに対し、欧米の学者たちは黙っていられなくなったのでしょう。

「脳トレゲーム」に関する大がかりな研究が、数年前から欧米で行われているという噂は、風の便りで知ってはいました。「ご苦労様です」と言いたくなる科学的検証を行い、その結果が世界的な科学誌『ネイチャー』に大々的に発表されたのです。この快挙《かいきょ》（？）に、私はただただ驚いたのです。

あくまでも「脳を鍛える大人のＤＳトレーニング™」にはエビデンス（科学的根拠）はないというだけで、私は脳トレを全面的に否定するつもりはありません。ただ、**「ボケないために、ぜひともやったほうがよい」という強迫観念にかられなくてはいけないのは、ドリルやゲームではない**というだけです。

私の外来に来られる患者さんで、「先生、最近、ボケ予防のためのゲームを買ったんじゃが、ええね。孫と競《きそ》ってやっているわ」とお話しされる方がいます。その方には、「そうですか。脳トレを機会に、お孫さんとお話しする機会が増えたのですね。これは効くかもしれませんね」と答えます。

「脳トレ」のゲームをやることに副作用は特にないと思います。ただし、次のような場合は注意が必要です。

①散歩をしたり、家族や友人と会話する時間を割《さ》いてまで「脳トレ」に励もうとする場合

②「こんなのつまらない。やりたくないなあ」と思っているのに、家族や周囲の人から強制的にやらされる場合

質問④「ボケ予防」によいサプリメントは何ですか？

答え　残念ながら、エビデンス・レベルの高い大規模な臨床《りんしょう》試験で、認知症予防に効果があると判定されたサプリメントは存在しません。

本書でも書いてきましたように、「ボケ予防」に最良の栄養の摂り方は、「多彩な食材をバランスよく、みんなで食卓を囲んで楽しく摂る」ことなのです。しかし、何かと忙しい現代人が、効率よく栄養素が摂れるなら、とサプリメントに頼りたくなる気持ちはわかります。

「ボケ予防」のために、エビデンスがある緑黄色野菜や果物を毎日、面倒な思いをして食べなくても、抗酸化物質であるビタミンＣ・Ｅ・Ｂ、葉酸《ようさん》などをサプリメントで摂ればよいのではないか？　嫌いなさばやいわしなどの青魚を無理に食べなくても、ＥＰＡやＤＨＡをサプリメントで摂れば十分ではないか？

ところが残念ながら、これらの**サプリメントが「ボケ予防」に効果があるという、しっかりとした大規模な疫学《えきがく》調査によるエビデンスは確立していません。**信頼性に問題のある（サプリメント販売会社の協力による研究や、研究対象となった人数が少な過ぎるなど）レベルの研究では、ビタミンC・E・B、葉酸、EPA、DHAのいずれも効果があるという研究は散見《さんけん》されます。

もともと、食品に含まれる栄養成分をサプリメントにした場合、その効果を判定する研究は大きな困難を伴います。「ボケ予防」に効果があるかどうかを、ふたつのグループを比較して科学的に証明するには、調べたいサプリメントの有無以外の条件を同じにしなくてはいけません。

たとえば、ビタミンCの「ボケ予防」効果を調べる時、ビタミンCを摂取するグループはレモンをほとんど食べない人たちが多く、摂取しないグループには、やたらとレモンをかじる人たちが紛《まぎ》れ込んでいたらどうなるのでしょうか？

もちろん、研究者たちは、そういったことがないように、ふたつのグループの食生活の条件を統一したと主張します。しかし、何年にもわたる長丁場《ながちょうば》の疫学調査で、人々の食生活をコントロールできるものでしょうか？

一般の食品に含まれるサプリメント効果の検証がいかに困難なことであるかは、ご理解いただけたと思います。

そんな中、「ボケ予防」に効果ありと期待されていたイチョウの葉エキスに対して最近、大規模な研究結果が発表されました。

イチョウの葉エキスは普通の食品には含まれていないため、エビデンス・レベルの高い検証が可能になったのです。イチョウの葉エキスは中国の伝統的な薬として５００年以上使われ、１９７０年代から認知症の予防効果や認知機能の改善に有効ではないかと注目されていました。

アルツハイマー型認知症の患者が非常に多いアメリカでは、国民が常用消費するサプリメントのトップ10に、イチョウの葉エキスは名を連ねていました。ドイツでは小規模ながら臨床試験が行われ、有効であるという考えが、医学会でも広まっていました。日本でも「ボケ予防」に有効と宣伝されるサプリメントの中には、イチョウの葉エキスが含まれていることが多いようです。

こうした状況の中、アメリカでイチョウの葉エキスの「ボケ予防」効果について、大規模な多施設共同研究が行われたのです。この研究には３０６９人が参加。この人たちを無作為《むさくい》にふたつのグループに分け、ひとつのグループには１日に２４０mgのイチョウの葉エキスを服用してもらい、もうひとつのグループには偽薬《ぎやく》を服用してもらいました。そして、８年間にわたって経過観察をしたのです。

その結果、追跡中に523人の人が認知症になりました。偽薬グループの246人、イチョウの葉エキスを服用したグループの277人です。**イチョウの葉エキスに副作用は認めなかったものの、まったく認知症予防には効果なし**という結果が出てしまいました。さらにこの研究では、詳細な記憶・注意力・遂行実行機能テストなどの認知機能も調べられましたが、イチョウの葉エキスにはいずれの認知機能を保持する効果も認められませんでした。

ここまで記したのは、あくまでもサプリメントのエビデンスという観点であって、私はサプリメントを全面的に否定するつもりはありません。ただ、**「ボケ予防」のためにぜひ摂ったほうがよい、という強迫観念にかられなければいけないサプリメントは、今のところ存在しない**というだけです。

私の外来に来られて、「先生は青魚を食べろと言うけど、わしはどうしても食べられん。最近、このサプリメントを飲んでおるんじゃが、ええかね？　これを飲みはじめて体調がいいのじゃが……」と話される患者さんには、「そうですか。これは飲んでもかまいませんよ。効くかもしれませんね」と答えます。安全性と摂取量に問題がない場合は、そうお答えしています。

質問⑤薬が原因で「ボケ」ることはありますか？

答え　薬が原因で「ボケ」てくることはあります。特に高齢者に多いです。

治療のために飲んでいる薬が原因となって、集中力や注意力、記憶力が低下して、ボケてきたような状態になることを、「薬剤性《やくざいせい》認知症」と呼びます。これは薬の副作用のひとつです。

医者は患者さんの状態を改善するために最適な選択、最適な容量を考えて投薬《とうやく》していますが、服用する本人の体質・体調によって予期せぬ副作用が出るのが薬というものなのです。何年も続けて飲んでいて問題がなかった薬でも、突然、肝臓や腎臓などの内臓の調子が悪くなったりするのと同時に、思いがけない副作用を引き起こすこともあります。

特に高齢者は多くの種類の薬を服用している方が多いです。さらに、**高齢者は薬に対する抵抗力も減退しているので、「薬剤性認知症」になりやすい**のです。あっちの先生にも、こっちの先生にも別々のお薬をもらっているという、いわゆる**「ドクターショッピング」をしている方は、特に注意が必要**です。

「薬剤性認知症」の原因として最も多い薬は、安定剤（抗不安剤）や睡眠薬などです。安定剤や睡眠薬は、もともと緊張状態や不安感を鎮静《ちんせい》する目的で使われます。中枢《ちゅうすう》神経の興奮を抑制《よくせい》する効果がありますから、効き過ぎたり睡眠効果が昼まで持ち越されれば、当然「ボーッ」としてきます。**長期にわたってこの「ボーッ」とする現象が蓄積されると、「ボケ」てしまったような状態になる**のです。

「薬剤性認知症」の場合、原因となっている薬の服用を中止すれば、通常は速《すみ》やかに「ボケ」が治ってきます。

ただし、安定剤や睡眠薬を飲むと誰でも「ボケやすくなる」ということではありませんので、決して誤解しないように。安定剤や睡眠薬が健康維持のためにどうしても必要な方は非常に多いです。しかも、むしろ睡眠薬などを服用していたほうが認知症予防になる確率が高くなる場合もあります。

大事なことは、これらの薬は自己判断（家族がもらっている薬をもらって飲むとか、医者に指示された服薬量や服薬時間を守らないとか）ではなく、専門医とよく相談したうえで服用する必要があるということです。

安定剤や睡眠薬以外でも、**思わぬ身近な薬が「薬剤性認知症」の犯人になる**ことがあります。

たとえば、高血圧の薬（降圧剤《こうあつざい》）や糖尿病の薬、痛み止め（インドメタシンなど）、胃薬（Ｈ２ブロッカーなど）、ぜん息・花粉症などのアレルギーの薬（抗ヒスタミン剤）、風邪薬などが原因となることがあります。

さらに、薬は日常的に飲んでいるものであっても、服用の仕方を間違えると、時に「薬剤性認知症」だけではすまない緊急事態が発生することがあります。

救急医療の現場の話です。救急病院では、「意識状態が悪いので、脳卒中を起こしたのでは」と搬送される高齢者は多いです。その中には意識状態の低下の原因が、「高血圧の薬の量を間違えて多く飲み過ぎて血圧が下がり過ぎた」とか、「間違えて朝、睡眠薬を飲んでしまった」というケースが非常に多いのが現状です。

「薬剤性認知症」にならないためには、次のことを守ってください。

①かかりつけ医とよく相談して必要最小限の薬のみを服用すること

②風邪などで、症状が落ち着いているのに、安心感を得るため漫然《まんぜん》と薬を飲み続けるのを避ける

③安定剤や睡眠薬などを長期服用している場合は一度、認知症専門医を受診する

④血圧や糖尿病の薬など、長期間の服薬が必要な場合は、全身状態のチェック（血圧・血糖値の推移《すいい》・体重測定・採血《さいけつ》検査など）を定期的に行う

⑤もの忘れ・判断力の低下がみられる方が家族にいる場合、周りの方が服薬確認をする

質問⑥「ボケ」を治す新薬はいつごろできますか？

答え　認知症の治療薬は新薬が続々と登場します。

健康長寿に最も重要なのは「脳の健康」です。最近は、医療の世界でも「脳の健康」を守る新薬の開発に積極的に取り組んでいます。

日本では、従来、活躍してきたアリセプトに加えて、２０１１年には3種類の新薬が販売される予定です。アルツハイマー型認知症の根本治療薬と称されるアミロイドベータの沈着に関係した薬も、現在、いくつも開発中です。

現在、日本で認知症に使われている唯一の薬はアリセプトです。この薬には脳内物質であるアセチルコリンの働きを高める効果があります。アリセプトによってアセチルコリンの脳内濃度が高まり、患者さんの認知機能が活性化され、認知予備力が高まるのです。

２０１１年、このアセチルコリンに関係するガランタミン、リバスチグミンという薬と、脳内物質のグルタミン酸に関係するメマンチンという薬が販売予定です。

認知症ではないけれども、「うつ状態」で認知機能が低下している人には、ジェイゾロフト、サインバルタ、パキシル、リフレックスといった、脳内物質であるセロトニンやノルアドレナリンの働きを整える薬がよく使用されています。また「脳血管性認知症」には、脳血流の循環を改善する薬などが使われることが多いです。

ただし、これらの薬は認知症の病理を根本的に治療しているわけではありません。アルツハイマー型認知症の根本治療薬としては、アミロイドベータ仮説にのっとって、アミロイドベータを沈着させない、あるいは除去する薬などの開発が進んでいます。

しかし将来、これらの**薬の開発が成功したところで、認知症が撲滅《ぼくめつ》されるわけではありません。**というのは、一旦、アミロイドベータや脳卒中によって損傷された神経細胞を回復させることは非常に困難なのです。そのため、夢の新薬も認知症発症の初期段階で投与されることがポイントとなります。

これらの薬の目的は「ボケの予防」をすることであって、「ボケを治す」ことではないのです。このような観点からも、**いつの時代になっても認知症や脳卒中は、予防することが最も重要**なのです。

飲むだけでボケを治す薬を期待することは、古代中国の皇帝が「不老不死《ふろうふし》」の薬を探し求めたようなものだと思います。**現在も未来も「ボケは予防に勝《まさ》る治療なし」**なのです。

おわりに――認知予備力と免疫力

本書では、40代からはじめるときわめて有効な「ボケ予防」の生活習慣について、紹介してきました。エビデンス（科学的根拠）に基づいた実用的なコツを伝える、「もの忘れ外来」の最前線からのレポートでした。

そのコツの中には「少し意外！」と思われたものもあったかもしれませんが、「認知予備力」を強くする方法とは、基本的な健康法でした。

①積極的に社会や人とかかわり、夢に向かって活動的に生きること
②野菜や青魚を含め、和食を中心に、腹八分目で摂ること
③週3回、1回30分は運動をし、サークル活動に参加すること

しかし、忙しい毎日、「こんなことやってられるか！」という、その心の隙間《すきま》に上手く入り込んできたのが、「大人のための脳トレ」ゲームやサプリメントです。

今、流行している「ボケ予防法」には共通の3つの特徴があります。

①意外性：込み入ったこと、面倒くさいことをやらなければ脳は鍛えられないという常識を覆《くつがえ》して、実は小学生がやるような単純な「計算ドリルを繰り返しやるだけで脳が活性化される」という驚き

②簡便性：「1日10分間ゲームをするだけ」「出勤前にこのサプリメントを飲むだけ」という手軽さ

③宣伝性：「学者もどき」を後ろ盾《だて》にして、企業が大々的に宣伝。本格的な科学的検証が終わるころにはブームが去っている

「脳トレ」の類《たぐい》やサプリメントの有効性を否定する研究を成し遂げた学者の論文を熟読すると、真実に迫ろうとする学者の真摯《しんし》な情熱とともに、爆発的に流行しているものに対する嫉妬《しっと》心《しん》も感じずにはいられません。

かくいう私も、本書を記すために、最新の医学論文を収集している時、「へぇー、意外だな。こんな簡単なことが有効なのか」と感じた研究報告は、積極的にみなさんに紹介したいと思いました。それに対して、こんな面倒くさい「ボケ予防法」を実際に現代人がやれるか！　といった研究は無視しました。

しかも、出版社は、私を、「1日100人以上の患者さんを診る認知症専門医で、出版・テレビ出演多し！」と紹介しています。

つまり、本書も①意外性、②簡便性、③宣伝性で世に送り出しているわけです。

「認知予備力」は免疫力によく似ています。がんや細菌に対して免疫力が人体を守ってくれるように、「認知予備力」は私たちの「ボケ」を防いでくれているのです。

本書を書き終えた今、私は気付いたことがあります。「認知予備力」を強くする生活術とは、人生を豊かにするワザであったようです。

最後に、本書の企画・編集に心を砕いてくださった静山社の上岡康子さんに感謝します。

医療法人三歩会　おくむらクリニック　奥村 歩

岡山県	坂井 研一	南岡山医療センター（神経内科）	都窪郡早島町早島4066	086-482-1121
	高尾 芳樹	倉敷平成病院（神経内科・もの忘れ外来）	倉敷市老松町4-3-38	086-427-1111
	田邊 康之	南岡山医療センター（神経内科）	都窪郡早島町早島4066	086-482-1121
	寺田 整司	岡山大学病院（精神科神経科）	岡山市北区鹿田町2-5-1	086-223-7151
	原口 俊	南岡山医療センター（神経内科）	都窪郡早島町早島4066	086-482-1121
	山尾 房枝	倉敷中央病院（神経内科）	倉敷市美和1-1-1	086-422-0210
	横田 修	岡山大学病院（精神科神経科）	岡山市北区鹿田町2-5-1	086-223-7151
広島県	伊藤 聖	三次神経内科クリニック	三次市十日市東4-3-10	0824-63-0330
	宮地 隆史	広島大学病院（脳神経内科）	広島市南区霞1-2-3	082-257-5467
山口県	川井 元晴	山口大学医学部附属病院（神経内科）	宇部市南小串1-1-1	0836-22-2707
徳島県	和泉 唯信	徳島大学病院（神経内科）	徳島市蔵本町2-50-1	088-633-7207
香川県	佐々木 石雄	香川井下病院（神経内科）	観音寺市大野原町花稲818-1	0875-52-2215
	早原 敏之①	キナシ大林病院（神経内科）	高松市鬼無町藤井435-1	087-881-3631
	早原 敏之②	いわき病院	高松市香南町由佐113-1	087-879-3533
愛媛県	牧 徳彦	牧病院	松山市菅沢町甲1151-1	089-977-3351
高知県	北村 ゆり	菜の花診療所	高知市追手筋1-9-22 高知ﾒﾃﾞｨｶﾙﾌﾟﾗｻﾞ 2階	088-825-1622
	真田 順子	菜の花診療所	高知市追手筋1-9-22 高知ﾒﾃﾞｨｶﾙﾌﾟﾗｻﾞ 2階	088-825-1622
福岡県	朝原 秀昭	九州労災病院（神経内科）	北九州市小倉南区葛原高松1-3-1	093-471-1121
	池添 浩二	九州厚生年金病院（神経内科）	北九州市八幡西区岸の浦1-8-1	093-641-5111
	大八木 保政	九州大学病院（神経内科）	福岡市東区馬出3-1-1	092-642-5349
	菊池 仁志	村上華林堂病院（神経内科）	福岡市西区戸切2-14-45	092-811-3331
	藤井 直樹	大牟田病院（神経内科）	大牟田市橘1044-1	0944-58-1122
長崎県	清原 龍夫	清原龍内科	長崎市川口町8-20	095-813-0005
熊本県	大森 博之	山鹿中央病院（神経内科）	山鹿市山鹿1000	0968-43-6611
	原 暁生	山鹿中央病院	山鹿市山鹿1000	0968-43-6611
大分県	増井 玲子	介護老人保健施設　健寿荘	由布市狭間町鬼崎4-1	097-583-0051
宮崎県	岡原 一徳①	けいめい記念病院（脳神経外科・もの忘れ外来）	東諸県郡国富町大字岩知野字六江762	0985-75-7007
	藤元 ますみ	県南病院（地域医療連携室）	串間市大字西方3728	0987-72-0224
鹿児島県	岡原 一徳②	昭南病院（もの忘れ外来）	曽於市大隅町下窪町1番地	099-482-3984
沖縄県	葉室 篤	天久台病院	那覇市天久1123番地	098-868-2101

京都府	須藤 慎治	宇多野病院 関西脳神経筋センター（地域医療連携室・物忘れ外来）	京都市右京区鳴滝音戸山町8	075-461-5121
	中川 正法	京都府立医科大学附属病院（神経内科・老年内科）	京都市上京区河原町通広小路上ル梶井町465	075-251-5790
	渡辺 俊之②	宇治武田病院（神経内科）	宇治市宇治里尻36-26	0774-25-2500
大阪府	池尻 義隆	住友病院（メンタルヘルス科）	大阪市北区中之島5-3-20	06-6443-1261
	工藤 喬	大阪大学医学部附属病院（保健医療福祉ネットワーク部）	吹田市山田丘2-15	06-6879-5080
	櫟 篤	高槻病院（リハビリテーション科・脳神経外科）	高槻市古曽部町1-3-13	072-681-3801
	近藤 誉之	北野病院（神経内科）	大阪市北区扇町2-4-20	06-6312-1221
	繁信（釜江）和恵	浅香山病院（精神科・認知症疾患医療センター相談室）	堺市堺区今池町3-3-16	072-222-9414
	嶋田 裕之	大阪市立大学医学部附属病院（地域医療連絡室・神経内科・物忘れ外来）	大阪市阿倍野区旭町1-5-7	06-6645-2877
	高田 俊宏	中津病院（老年内科）	大阪市北区芝田2-10-39	06-6372-0333
	竹島 多賀夫	富永病院（神経内科）	大阪市浪速区湊町1-4-48	06-6568-1601
	田中 稔久	大阪大学医学部附属病院（神経科・精神科）	吹田市山田丘2-15	06-6879-5111
	中西 亜紀	大阪市立弘済院附属病院（もの忘れ外来）	吹田市古江台6-2-1	06-6871-8013
	西谷 信之	藤田神経内科クリニック	東大阪市長栄寺14-5	06-6789-8230
	三木 隆己	大阪市立大学医学部附属病院（老年内科）	大阪市阿倍野区旭町1-5-7	06-6645-3311
兵庫県	植木 昭紀	兵庫医科大学病院（兵庫県認知症疾患医療センター）	西宮市武庫川町1-1	0798-45-6050
	櫻井 孝	神戸大学附属病院（老年科・物忘れ外来）	神戸市中央区楠町7-5-2	078-382-5111
	和田 裕子	西神戸医療センター（神経内科）	神戸市西区糀台5-7-1	078-997-2200
奈良県	杉江 和馬	奈良県立医科大学附属病院（神経内科）	橿原市四条町840	0744-22-3051
鳥取県	粟木 悦子	境港総合病院（神経内科）	境港市米川町44番地	0859-42-3161
	北山 通朗	鳥取大学医学部附属病院（神経内科）	米子市西町36-1	0859-38-6752
	古和 久典	鳥取大学医学部附属病院（神経内科）	米子市西町36-1	0859-38-6752
	和田 健二	鳥取大学医学部附属病院（神経内科）	米子市西町36-1	0859-38-6752
	渡辺 憲	渡辺病院（医療相談室）	鳥取市東町3-307	0857-24-1151
岡山県	井原 雄悦	南岡山医療センター（神経内科）	都窪郡早島町早島4066	086-482-1121

愛知県	入谷 修司	名古屋大学医学部附属病院（精神科）	名古屋市昭和区鶴舞町65	052-741-2111
	鵜飼 克行	総合上飯田第一病院（老年精神科［物忘れ評価外来］）	名古屋市北区上飯田北町2-70	052-991-3560
	梅垣 宏行	名古屋大学医学部附属病院（老年内科）	名古屋市昭和区鶴舞町65	052-741-2111
	江崎 貞治	刈谷豊田総合病院高浜分院（内科）	高浜市稗田町3-2-11	0566-52-5522
	服部 英幸	国立長寿医療センター（精神科・もの忘れ外来）	大府市森岡町源吾36-3	0562-46-2311
	菱川 望	刈谷豊田総合病院（地域連携室）	刈谷市住吉町5-15	0566-25-8304
	松山 善次郎	福祉村病院 長寿医学研究所（神経内科）	豊橋市野依町字山中19-14	0532-46-7511
	丸井 泰男	あさひが丘ホスピタル	春日井市神屋町1295-31	0568-88-0284
	三浦 久幸	国立長寿医療センター（高齢者総合診療科・もの忘れ外来）	大府市森岡町源吾36-3	0562-46-2311
	安井 敬三	名古屋第二赤十字病院（神経内科）	名古屋市昭和区妙見町2-9	052-832-1121
	八十島 講二	いまいせ心療センター（精神科）	一宮市今伊勢町宮後字郷中茶原30	0586-45-2531
	鷲見 幸彦	国立長寿医療センター	大府市森岡町源吾36-3	0562-46-2547
三重県	岩崎 靖	小山田記念温泉病院（神経内科・もの忘れ外来）	四日市市山田町5538-1	059-328-1260
	笠間 睦	榊原白鳳病院	津市榊原町5630番地	059-252-2300
	小久保 康昌	三重大学医学部附属病院（神経内科）	津市江戸橋2-174	059-232-1111
	冨本 秀和	三重大学医学部附属病院（神経内科）	津市江戸橋2-174	059-232-1111
滋賀県	椎野 顕彦	滋賀医科大学医学部付属病院（脳神経センター［もの忘れ外来］）	大津市瀬田月輪町	077-548-2588
	長濱 康弘	滋賀県立成人病センター（老年内科）	守山市守山5-4-30	077-582-5031
	藤本 直規	医療法人 藤本クリニック	守山市梅田町2-1-303 セルバ守山3階	077-582-6032
	松田 実	滋賀県立成人病センター（老年内科）	守山市守山5-4-30	077-582-5885
	渡辺 俊之①	滋賀医科大学附属病院（脳神経センター［もの忘れ外来］）	大津市瀬田月輪町	077-548-2588
京都府	猪原 匡史	京都大学医学部附属病院（神経内科）	京都市左京区聖護院川原町54	075-751-3111
	木原 武士	みささぎ病院（神経内科・みささぎ物忘れクリニック）	京都市山科区御陵大津畑町43-1	075-581-6221
	木村 透	①みささぎ病院（神経内科・みささぎ物忘れクリニック）	京都市山科区御陵大津畑町43-1	075-581-6221
		②音羽病院（神経内科）	京都市山科区音羽珍事町2	075-593-4111

神奈川県	内門 大丈	横浜南共済病院（神経科）	横浜市金沢区六浦東1-21-1	045-782-2101
	小田原 俊成	横浜市立大学医学部付属市民総合医療センター（地域連携室）	横浜市南区浦舟町4-57	045-261-5656
	高橋 竜哉	横浜医療センター（地域医療連携室）	横浜市戸塚区原宿3-60-2	045-851-2621
	竹田 礼子	横浜ほうゆう病院（地域医療連携室）	横浜市旭区金が谷644	045-360-8787
	都甲 崇	横浜市立大学付属病院（精神科）	横浜市金沢区福浦3-9	045-787-2800
	野崎 博之	川崎市立川崎病院（内科）	川崎市川崎区新川通12-1	044-233-5521
	日野 博昭	横浜ほうゆう病院（地域医療連携室）	横浜市旭区金が谷644	045-360-8787
	福井 俊哉	昭和大学横浜市北部病院（内科神経【地域医療連携室】）	横浜市都筑区茅ヶ崎中央35-1	045-949-7151
	古川 良子	横浜市総合保健医療センター（精神科）	横浜市港北区鳥山町1735	045-475-0001
	松井 敏史	久里浜アルコール症センター（もの忘れ外来）	横須賀市野比5-3-1	046-848-1550
	村松 和浩	横浜市東部病院（脳神経センター　脳血管・神経内科）	横浜市鶴見区下末吉3-6-1	045-576-3000
新潟県	池内 健	新潟大学医歯学総合病院（神経内科）	新潟市旭町通1-754	025-227-2662
	川瀬 康裕	川瀬神経内科クリニック	三条市東本成寺20-8	0256-33-9070
	下畑 享良	新潟大学医歯学総合病院（神経内科）	新潟市旭町通1-754	025-227-2662
	森田 昌宏	三島病院（認知症疾患医療センター）	長岡市藤川1713-8	0258-42-3400
石川県	小野 賢二郎	金沢大学医学部附属病院（神経内科）	金沢市宝町13-1	076-265-2000
	小山 善子	金沢大学附属病院（神経科精神科）	金沢市宝町13-1	076-265-2000
	林 眞弘	桜ケ丘病院（地域連携相談室）	金沢市観法寺町へ174	076-258-1454
	廣畑 美枝	医王病院（神経内科）	金沢市岩出町ニ73-1	076-258-1180
福井県	松原 六郎	松原病院	福井市文京2-9-1	0776-22-3717
山梨県	布村 明彦	山梨大学医学部附属病院（精神科）	中央市下河東1110	055-273-1111
長野県	辻 勉	鹿教湯病院（脳外科）	上田市鹿教湯温泉1308	0268-44-2111
	丸山 哲弘	まるやまファミリークリニック	飯田市大瀬木1106-2	0265-32-1666
岐阜県	奥村 歩	おくむらクリニック（もの忘れ外来）	岐阜市清住町2-16萬甚ビル1階	058-264-7238
静岡県	土居 一丞	東静脳神経センター（脳神経内科）	富士宮市西小泉町14-9	0544-23-1801
愛知県	阿部 祐士	メドック健康クリニック	名古屋市昭和区安田通4-3	052-752-1135

埼玉県	新井 裕至①	新井クリニック	南埼玉郡白岡町大字小久喜1190-5	0480-92-4052
	奥平 智之	山口病院	川越市脇田町16-13	049-222-0371
	新 弘一①	あさひ病院	狭山市水野592	04-2957-1010
	根岸 輝彦	ねぎし内科神経内科クリニック（物忘れ外来）	さいたま市中央区下落合2-19-16	048-831-9751
千葉県	新井 公人	千葉東病院（神経内科）	千葉市中央区仁戸名町673	043-261-5171
	平出 智晴	平山病院（神経内科 ものわすれ外来）	千葉市花見川区花見川1494-3	043-259-4525
東京都	相澤 仁志	東京病院（神経内科）	清瀬市竹丘3-1-1	042-491-2111
	新井 裕至②	日本医科大学附属病院（神経内科）	文京区千駄木1-1-5	03-3822-2131
	安野 みどり	都立松沢病院（神経内科）	世田谷区上北沢2-1-1	03-3303-8379
	伊東 大介	慶應義塾大学病院（メモリークリニック、神経内科）	新宿区信濃町35	03-3353-1211
	岩田 淳	東京大学医学部附属病院（神経内科）	文京区本郷7-3-1	03-5800-8672
	馬原 孝彦	東京医科大学病院（老年病科）	新宿区西新宿6-7-1	03-3342-6111
	榎本 睦郎	榎本内科クリニック（内科、老年・神経内科）	調布市飛田給2-12-9 飛田給ハイム1階	042-444-0456
	金高 秀和	東京医科大学病院（老年病科）	新宿区西新宿6-7-1	03-3342-6111
	櫻井 博文	東京医科大学病院（老年病科）	新宿区西新宿6-7-1	03-3342-6111
	三條 伸夫	東京医科歯科大学医学部付属病院（合同内科【神経内科】）	文京区湯島1-5-45	03-3813-6111
	品川 俊一郎	東京慈恵会医科大学附属病院（精神神経科）	港区西新橋3-19-18	03-3433-1111
	白井 俊孝	永寿総合病院（内科【神経内科】）	台東区東上野2-23-16	03-3833-8381
	新 弘一②	東京医科大学病院（老年病科）	新宿区西新宿6-7-1	03-3342-6111
	杉山 恒之	新天本病院	多摩市中沢2-5-1	042-310-0333
	鈴木 則宏	慶應義塾大学病院（神経内科）	新宿区信濃町35	03-3353-1211
	袖山 信幸	玉川病院（脳神経内科）	世田谷区瀬田4-8-1	03-3700-1151
	田久保 秀樹	荏原病院（地域医療連携室または神経内科）	大田区東雪谷4-5-10	03-5734-8000
	中野 正剛	①こだまクリニック（訪問診療）	品川区荏原1-14-1	03-5759-6766
		②東邦大学医療センター大橋病院（もの忘れ外来）	目黒区大橋2-17-6	03-3468-1251
	松村 美由起	東京女子医科大学附属成人医学センター（神経内科）	渋谷区渋谷2-15-1 渋谷クロスタワー	03-3499-1911
	本井 ゆみ子	順天堂大学医学部付属順天堂病院（脳神経内科）	文京区本郷3-1-3	03-3813-3111
	柳田 浩	新天本病院	多摩市中沢2-5-1	042-310-0333
	山崎 峰雄	日本医科大学付属病院（神経内科【もの忘れ外来】）	文京区千駄木1-1-5	03-3822-2131
	和田 義明	玉川病院（脳神経内科）	世田谷区瀬田4-8-1	03-3700-1151

【全国の日本認知症学会認定専門医】

＊詳しくは日本認知症学会ホームページ（http://dementia.umin.jp)をご覧ください。
＊外来受診を希望する際は、事前予約や紹介状が必要な場合がありますので、あらかじめホームページで確認するか、各施設へお問い合わせください。
＊同じ医師が2ヵ所で診療を行っている場合、リスト内に①②の番号で示しました。
＊リストの順番は県別・50音順です。

（2010年現在）

北海道	谷内 弘道	富田病院（精神科）	函館市駒場町9-18	0138-52-1112
	直江 寿一郎	旭川圭泉会病院（社会復帰・地域医療連携部）	旭川市東旭川町下兵村252	0166-36-1559
	松原 良次	札幌花園病院（精神科）	札幌市中央区南15条西15-1-30	011-561-6131
	村上 新治	北海道大学病院（リハビリテーション科）	札幌市北区北14条西5丁目	011-706-7010
	矢部 一郎	北海道大学病院（神経内科）	札幌市北区北14条西5丁目	011-706-6025
	山本 晋	市立札幌病院 静療院（老人性認知症センター）	札幌市豊平区平岸四条18-1-21	011-821-9861
青森県	瓦林 毅	弘前大学医学部附属病院（神経内科）	弘前市本町53	0172-39-5252
岩手県	紺野 衆	松園第二病院（神経内科）	盛岡市西松園3-22-3	019-662-0100
宮城県	古川 勝敏	東北大学病院（老年科）	仙台市青葉区星陵町1-1	022-717-7736
山形県	中村 有	酒田東病院	酒田市こあら3-5-2	0234-22-9611
福島県	片山 宗一	総合南東北病院 附属南東北クリニック（神経内科）	郡山市八山田7-115	024-934-5322
茨城県	石井 一弘	筑波大学附属病院（神経内科）	つくば市天久保2-1-1	029-853-3570
	栗田 裕文	栗田病院	那珂市豊喰505	029-298-0175
	水上 勝義	筑波大学附属病院（精神神経科）	つくば市天久保2-1-1	029-853-3570
栃木県	大野 篤志	烏山台病院（栃木県指定認知症疾患医療センター）	那須烏山市滝田1868	0287-82-0051
	加藤 宏之	国際医療福祉大学病院（神経内科）	那須塩原市井口537-3	0287-37-2221
群馬県	池田 将樹	群馬大学医学部附属病院（神経内科【もの忘れ外来】）	前橋市昭和町3-39-22	027-220-8538
	大沢 誠	大井戸診療所	伊勢崎市東小保方町4005-1	0270-62-3333
	田代 裕一	群馬大学医学部附属病院（神経内科）	前橋市昭和町3-39-15	027-220-7111
	田中 真	篠塚病院（北関東神経疾患センター）	藤岡市篠塚105-1	0274-23-9261
	田中 志子	内田病院	沼田市久屋原町345-1	0278-23-1231

本作品は当文庫のための書き下ろしです。

奥村 歩

一九六一年、長野県に生まれる。おくむらクリニック「もの忘れ外来」院長。一九八八年、岐阜大学医学部卒業。一九九八年、岐阜大学大学院医学博士課程修了、医学博士。同年、アメリカ・ノースカロライナ神経科学研究所に留学。二〇〇〇年、岐阜大学附属病院脳神経外科病棟医長併任講師。二〇〇三年、木沢記念病院にて「もの忘れ外来」を設立。二〇〇八年、岐阜市内に「おくむらクリニック」を開設。現在、日本脳神経外科学会評議員、日本認知症学会認定専門医・指導医として、認知症の早期診断法の研究に携わり、臨床医としても日々一〇〇人以上の患者の治療に努めている。全国各地からの講演依頼やテレビ出演も多い。著書にはベストセラー、『ボケない技術』『「うつ」にならない技術』（以上、世界文化社）、『もの忘れとウツがなくなる「脳」健康法』（静山社文庫）などがある。

40代《だい》からはじめるボケない生活術《せいかつじゅつ》

「認知予備力《にんちよびりょく》」を強《つよ》くする習慣《しゅうかん》38

2010年11月5日　第1刷発行
2012年4月17日　第4刷発行

著者　奥村《おくむら》　歩《あゆみ》

発行所　株式会社静山社《せいざんしゃ》

編集・制作　株式会社さくら舎
東京都千代田区九段北一-一五-一五　〒一〇二-〇〇七三
電話（営業）〇三-五二一一-七二二一
（編集）〇三-五二一一-六四八〇
http://www.sayzansha.com

装画　山本重也
本文イラスト　須藤裕子
ブックデザイン　石間　淳
本文組版　朝日メディアインターナショナル株式会社
印刷・製本　凸版印刷株式会社

ISBN978-4-86389-079-4　Printed in Japan

静山社文庫の好評既刊

＊は書き下ろし、オリジナル、新編集

＊中沢るみ

「5色の野菜」カラダ革命
2日で免疫力を高める食べ方

日本野菜ソムリエ協会講師が、美味しく効率よく免疫力をアップさせる野菜と果物の食べ方・選び方を伝授。秘密は色のパワーにある！

680円
B-な-1-1

＊北村正裕

完本 エヴァンゲリオン解読
そして夢の続き

歴史的傑作、アニメ「新世紀エヴァンゲリオン」から「ヱヴァンゲリヲン新劇場版」へ。「エヴァ」の魂に迫る伝説の新編集解読本！

740円
C-き-2-1

＊桜井章一

「一瞬の勝機」のつかみ方
生き方が勝ち方を決める

誰にも必ず「勝機」はある。ただ、その一瞬に気づいていないだけなのだ。20年間無敗の「雀鬼」が明かす「負けない人生」の真髄！

680円
A-さ-2-1

＊藤井青銅
金谷俊一郎 監修

1時間でパッとわかるなるほど現代世界史
資本主義VS共産主義、何があった!?

あの頃何が起きていたのか!? 知ってるようで知らない20世紀・東西冷戦の流れが理屈ぬきに楽しくわかる！ 一気読みのおもしろ歴史本!!

680円
A-ふ-1-1

＊パキラハウス

会話に困らないちょっとしたものの言い方
次のひとこと

この本で、誰とでも、どんなときでも会話が続けられる！ おまけに場面別222のお宝フレーズ付き。話がとぎれる恐怖の壁が壊れる！

600円
B-は-1-1

定価は税込（5%）です。定価は変更することがあります。